7日間 神やせ 3食コンビニダイエット

TaTa

筋トレなし！

自炊より断然痩せる！

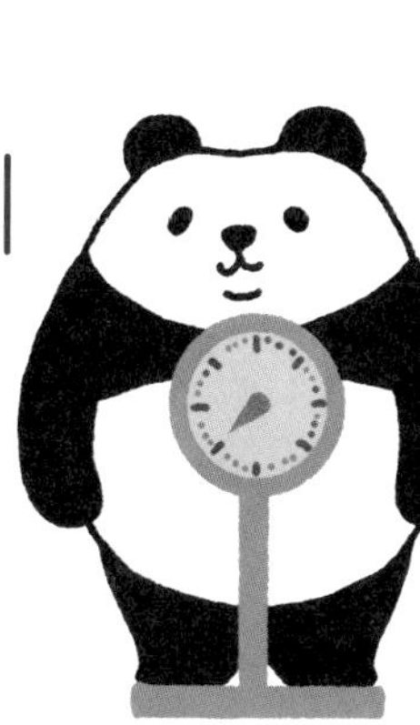

講談社

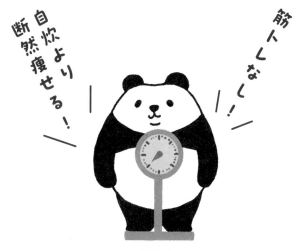

1日3食、365日
コンビニの廃棄弁当でも
−63kgできて
皮余りなし
なんです

自分がデブだと気づいていなかった

「気持ち悪っ！」。高校時代、バイト先の回転寿司で先輩ギャルに腕があたったときの一言がすべての始まりでした。思い返せば子供の頃からまん丸でしたが、この時初めて「自分ってデブだったんだ…気持ち悪いんだ…」とショックを受けました。当時の身長は１５５cmで体重80kgくらい。

自分がデブだという事実よりも、誰かに不快感を与えるマイナス要素になっている事が何よりも悲しくて、ダイエットを決意。

まず当時流行していた〝夜6時以降食べないダイエット〟を実行し、62kgまでダウン。しかも体重が落ちただけでなく、高校

高校時代の人生逆転のきっかけは

どけよデブ

え？僕って太ってたの？

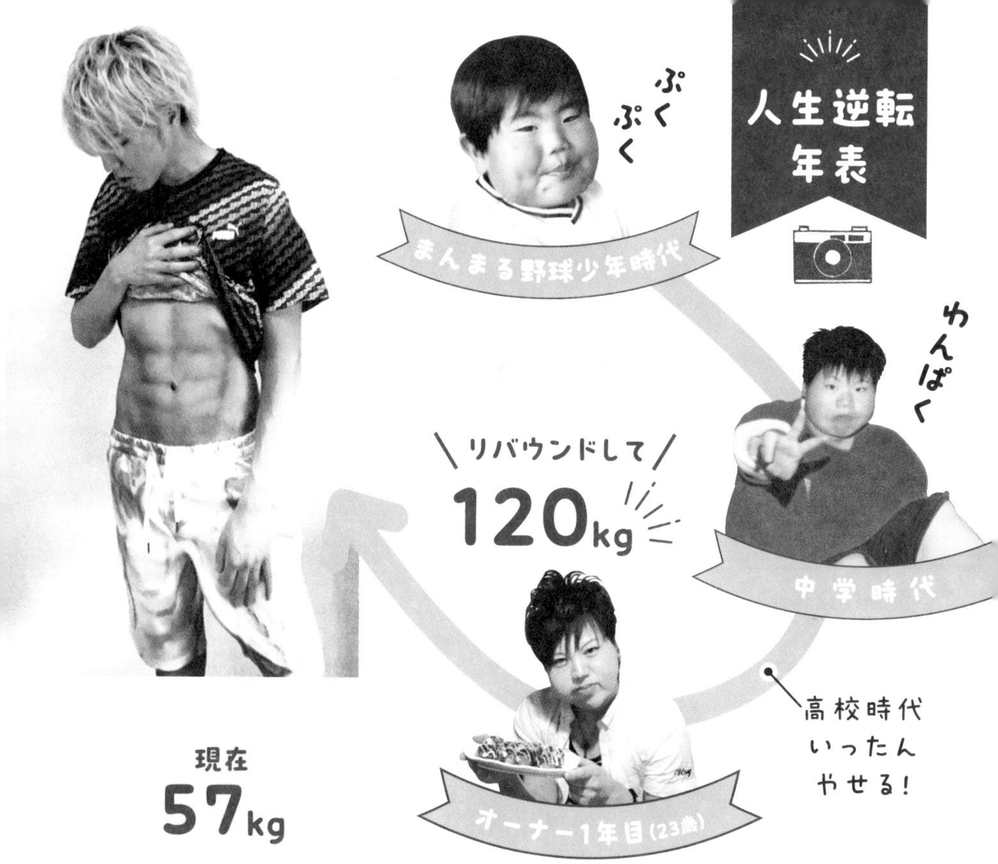

卒業する頃には身長も今と同じ177cmに伸びていました。

23歳までは体型をキープしていましたが、念願のコンビニオーナーになったのち、自身がLGBTQという事で、未来に希望を見い出せず、ストレスで廃棄を食べまくりリバウンド。

現在の体重は57kg。ダイエットは「食事」「筋トレ」「有酸素運動」の3本柱が基本なのは間違いありません。ただ、運動する時間を作ることはハードルが高いのも事実です。ダイエットは運動1割、食事9割と言われています。急激なダイエットはNGですが、無理のない範囲で食事を見直せば、僕のような「皮余りなし」でダイエットが可能です。自分が変われば、世界は変わります！

TaTa

Contents

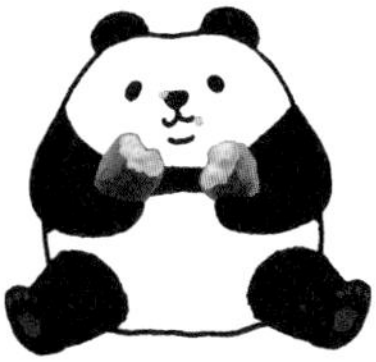

りんご型

Column

巻末付録

主なコンビニ商品のPFC一覧

P.98～

Part1

栄養成分表示がある
コンビニ飯こそ
最強のダイエット飯

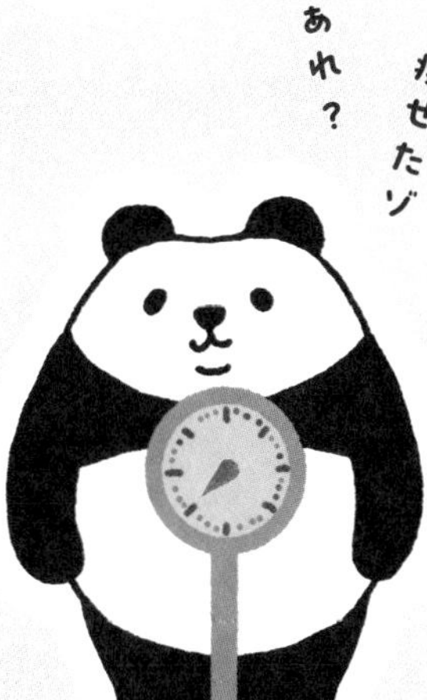

POINT 1

健康に良さそうなイメージと「痩せる食事」は違っていたんです

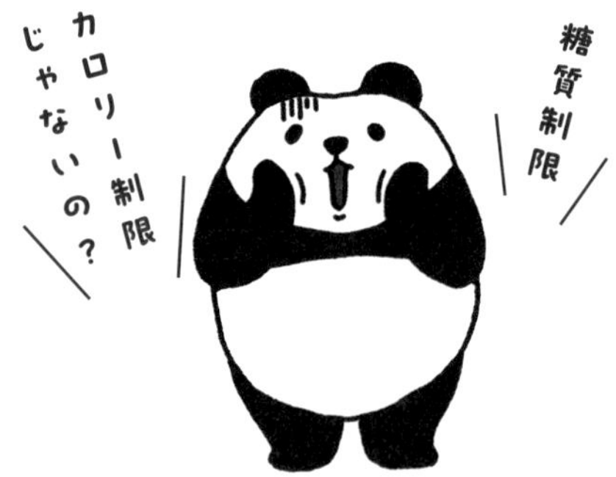

痩せても、実は疲れやすくて辛かった

１２０kgにリバウンドした僕は、朝・昼サラダチキン、夜は「昼に糖質制限してるんだから大丈夫！」と廃棄の唐揚げ弁当で、自己流糖質制限を決行。

しかしある時点から体重が全く減らなくなり、プロの助言を求めてスポーツクラブに入会。そこで「遺伝子ダイエット検査」により、自分は脂質で太りやすく、糖質の代謝に優れた遺伝子タイプ（洋梨型）なことが判明しました。

糖質ＯＫと聞いたので、１日におにぎり９個＋健康に良さそうな納豆３パック、豆腐２パック、卵２個、魚などを積極的に食べ、体重は61kgまで減量成功。見た目はキレイになったものの、糖質過多で食後高血糖を招き、常にだるさがありました。

僕が以前

食べていたもの 一例

breakfast

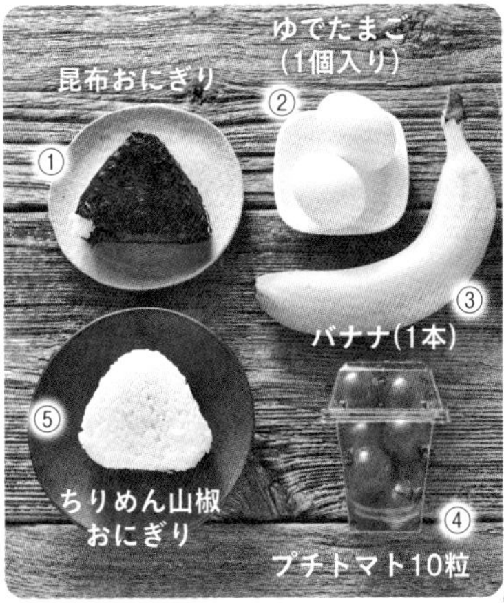

昆布おにぎり
①
ゆでたまご
(1個入り)
②
③
バナナ(1本)
⑤
ちりめん山椒
おにぎり
④
プチトマト10粒

①	P	3.2g
	F	0.7g
	C	38.6g
②×2コ	P	5.8g
	F	4.3g
	C	0.7g
③	P	1.1g
	F	0.2g
	C	22.5g
④	P	1.1g
	F	0.1g
	C	7.2g
⑤	P	4.9g
	F	0.9g
	C	41.8g

朝合計

P 21.9g
F 10.5g
C 111.5g

反省点

! 糖質過多のため食後高血糖を招いて常に眠気との闘い

※ P プロテイン＝（たんぱく質）、F ファット＝（脂質）、C カーボ＝（炭水化物）

lunch

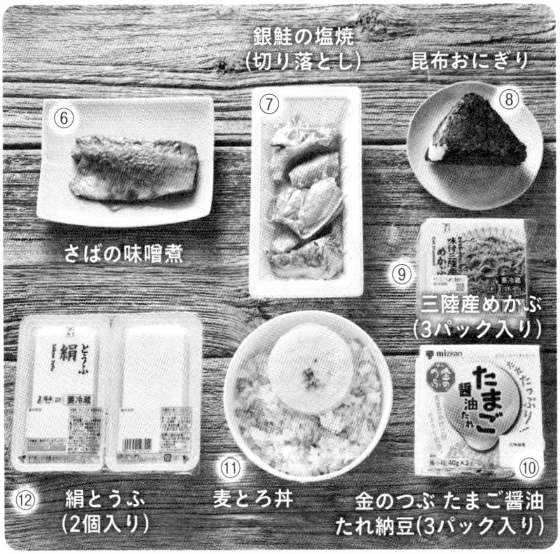

銀鮭の塩焼
(切り落とし)
昆布おにぎり
⑥
⑦
⑧
さばの味噌煮
⑨
三陸産めかぶ
(3パック入り)
とうふ
絹
mizkan
たまご
醤油たれ
⑫
絹とうふ
(2個入り)
⑪
麦とろ丼
⑩
金のつぶ たまご醤油
たれ納豆(3パック入り)

⑥	P	13.4g
	F	21.9g
	C	8.0g
⑦	P	22.3g
	F	23.9g
	C	0.1g
⑧	P	3.2g
	F	0.7g
	C	38.6g
⑨	P	1.5g
	F	0.6g
	C	6.3g
⑩	P	19.5g
	F	11.1g
	C	19.2g
⑪	P	6.5g
	F	2.3g
	C	89.5g
⑫	P	21.6g
	F	16.4g
	C	6.0g

昼合計

P 88g
F 76.9g
C 167.7g

反省点

! 脂質の摂取量が昼だけで1日の倍も摂取!

僕の1日の摂取目安 P 116g F 39g C 378g

POINT 2

糖質ゼロ 脂質ゼロはNG

＼3大栄養素／

たんぱく質 脂質 炭水化物

P F C

摂取配分がポイント

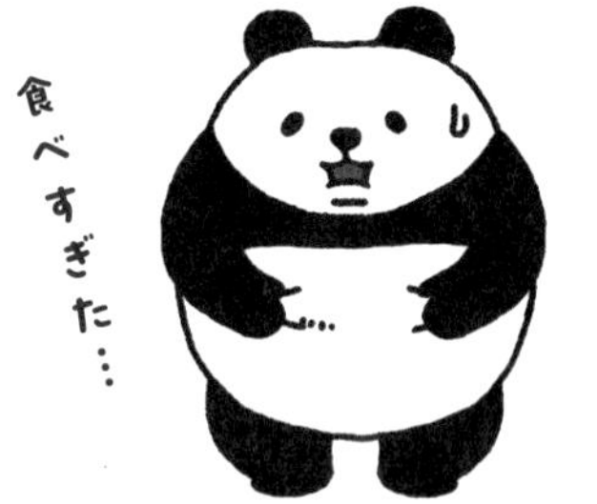

ＰＦＣバランスを意識したら、疲れが消えた！

あまりにも疲れやすかったため、科学的に正しいダイエットを学ぼうと思い、体育学者であり、日本体育大学・体育学部岡田隆教授の『最高の除脂肪食』（ポプラ社）を読みました。世間では糖質ゼロ、脂質ゼロなどのダイエットが流行っていますが、不必要な栄養素はなく、ダイエットは、３大栄養素であるたんぱく質（Ｐ）、脂質（Ｆ）、炭水化物（Ｃ）の摂取バランスがカギだと知ったのです。栄養不足にならないため、生活習慣病などの病気を防ぐために理想的なバランスがあり、たんぱく質が13～20％、脂質が20～30％、炭水化物が60％程度とされています。まずはネットで「ＰＦＣバランス計算」と検索し、自分の摂取目安を調べてみましょう。

自分の1日に摂っていいPFC数値を計算してみよう

「PFCバランス計算」を検索

アプリで計算

本書の設定数値

必要事項を入力

- 性別：女性　●年齢：35歳　●身長：160cm
- 体重：60kg
- 活動量：1週間に軽い運動を1～2回
- 目的：減量したい

摂取可能カロリー　**1390**kcal

基礎代謝量	基礎消費カロリー
1264kcal	**1738**kcal

運動しながら減量を目指す場合

たんぱく質	脂質	炭水化物
P	F	C
1g=4kcal	1g=9kcal	1g=4kcal
2割	2割	6割
摂取可能カロリー	摂取可能カロリー	摂取可能カロリー
1390×0.2(2割) =278kcal	1390×0.2(2割) =278kcal	1390×0.6(6割) =834kcal
P たんぱく質摂取量目安	F 脂質摂取量目安	C 炭水化物摂取量目安
278kcal÷4kcal =**69.5g**	278kcal÷9kcal =**30.8g**	834kcal÷4kcal =**208.5g**
1日で摂っていい量	1日で摂っていい量	1日で摂っていい量

2：2：6

POINT
3

コンビニ

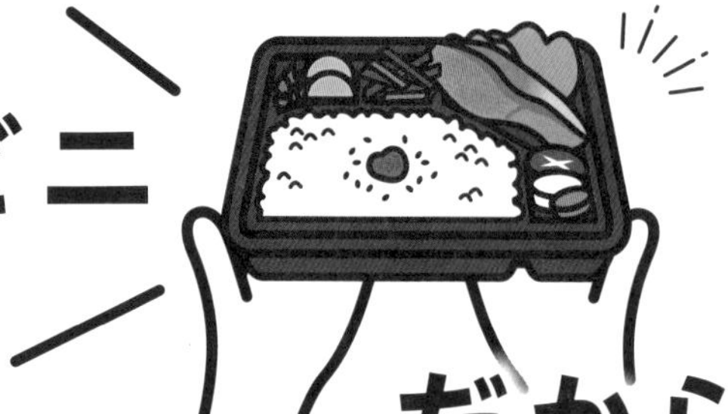

だから

たんぱく質　脂質　炭水化物

PFC計算が
すぐできるっ！

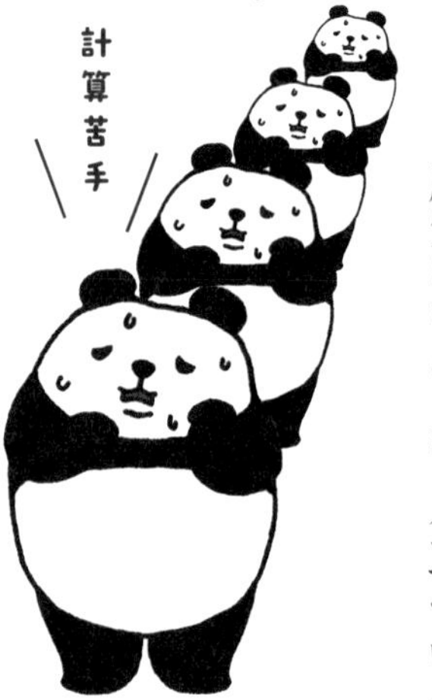

脂質は1食10g以下が基本

摂取すべき3大栄養素のg数がわかっても、自炊では計算が困難。でも、コンビニの商品には必ずたんぱく質（P）、脂質（F）、炭水化物（C）がg表記されているので、足すだけで、あとどれくらい摂っていいかがわかります。1gに付き、たんぱく質と炭水化物は4キロカロリー。対して脂質は9キロカロリーもあります。しかも運動すれば炭水化物は優先的に燃料として使われますが、脂質が使われるのは一番最後。つまり基本的に脂肪として蓄えられる運命です。そのためダイエットでは、まず脂質を制限するのが基本です。脂質はなんとなく食べていると、たちまち1日の許容量を超えてしまいます。

ルール

そのため本書では、1食につき脂質10g以上はNGとします。

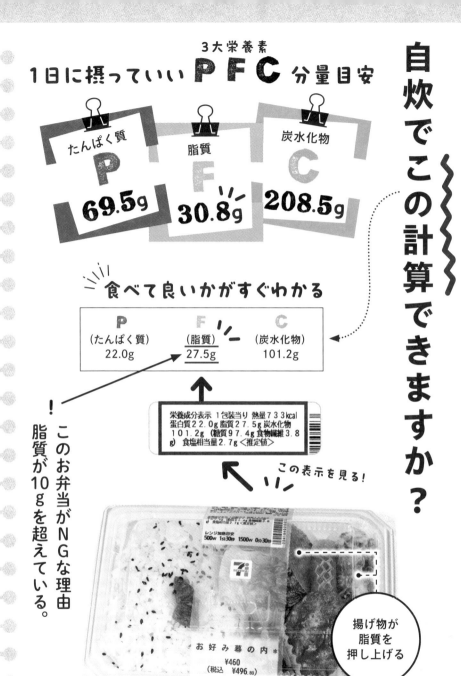

自炊でこの計算できますか？

1日に摂っていいPFC《3大栄養素》分量目安

たんぱく質	脂質	炭水化物
P	F	C
69.5g	30.8g	208.5g

食べて良いかがすぐわかる

P	F	C
（たんぱく質）	（脂質）	（炭水化物）
22.0g	27.5g	101.2g

栄養成分表示　1包装当り　熱量733kcal
蛋白質22.0g 脂質27.5g 炭水化物
101.2g（糖質97.4g 食物繊維3.8g）食塩相当量2.7g ＜推定値＞

この表示を見る！

！

このお弁当がNGな理由
脂質が10gを超えている。

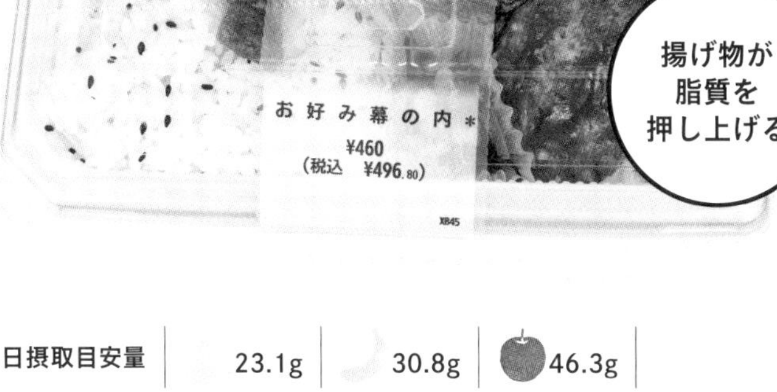

揚げ物が脂質を押し上げる

※脂質の1日摂取目安量	23.1g	30.8g	46.3g

POINT
4

確実に痩せるコツは自分に合ったダイエットを選ぶこと

方法1

ウエスト（腹囲）1㎝は、体脂肪に換算すると1kg相当

僕は自己流糖質制限で体重減少がストップして思い悩んでいるときに、スポーツクラブで「遺伝子ダイエット検査」を勧められました。

これは口腔粘膜を綿棒のようなものでこすって採取し、検査機関に出す方法。「遺伝子ダイエット検査」とネット検索すると、数千円ほどでキットが販売されているので、どなたでも手軽にチャレンジできます。検査結果は２週間ほど待つと検査機関から送られてくる仕組みです。

検査により、①糖質ＯＫ・脂質ＮＧの「洋梨型」、②筋肉量が少ないため一度太ると痩せにくく、高タンパク＋軽度の糖質制限が必要な「バナナ型」、③脂質ＯＫ・糖質ＮＧの「りんご型」の３タイプのうち、自分がどのタイプかが分かります。また、タイプ別に食生活改善のアドバイスも

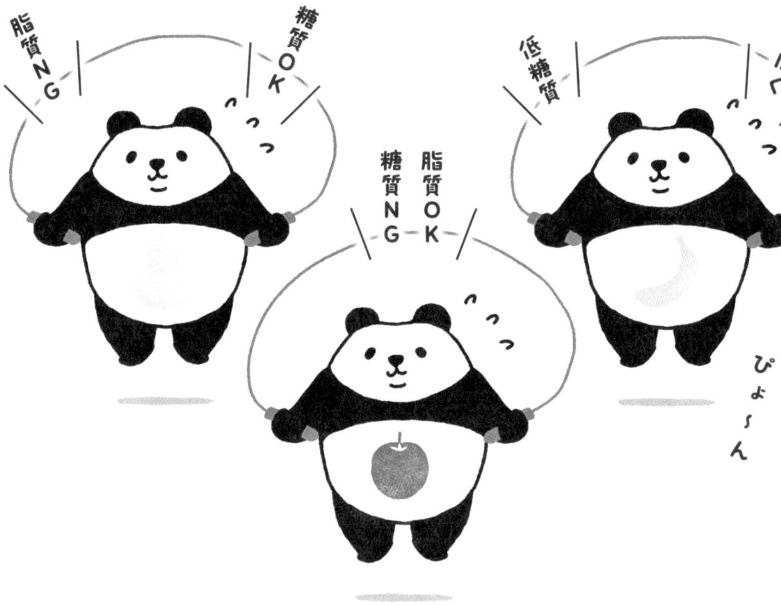

記載されています。

方法2

わざわざ検査するのが面倒という方は、毎日食べたものを記録し、翌日の体重変化を観察するレコーディングダイエットがいいと思います。「食べてないのに太る」と嘆いていらっしゃる方、自分では無意識に口にしたものの多さに気づくはずです。また、かなり食べたはずなのに太っていない日や、大して食べてないはずなのに痩せていない日など、自分が何で太りやすい体質なのかも記録を観察することによってわかってきます。

方法3

記録するのも面倒という方は、本書の3タイプの食事から好きなものを順に実践してみて、一番効果があったものを続けてみるというのも良いでしょう。

ウエストサイズを記録するのも効果的。ウエスト（腹囲）マイナス1㎝は体脂肪に換算すると約1㎏相当と言われているので、体重の増減に振り回されず、メンタルを保ちやすくなるはずです。

POINT 5

さて 理論は わかりましたよね？ でも計算するのは 相当面倒なことも わかったでしょう

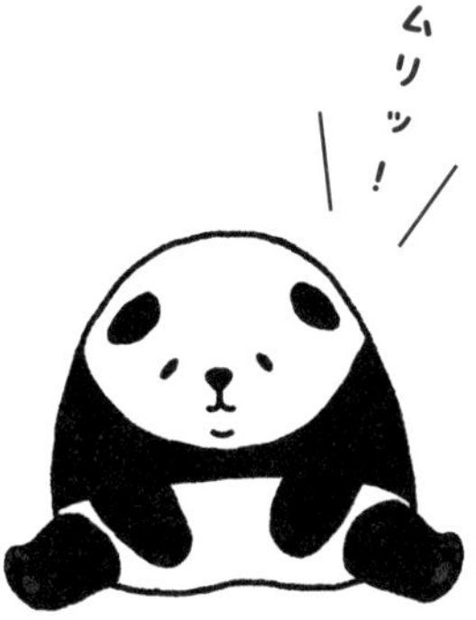

PFCを気にするようになれば、成功も同然

やっぱり計算が面倒だと感じている方、ご安心ください。本書の通りにすれば、計算は不要です。「洋梨型」（P.26～）、「バナナ型」（P.50～）、「りんご型」（P.74～）の3つのタイプ別にPFCバランスを設定し、それぞれに適した献立を朝・昼・晩3食×7日分ご用意しました。各献立で紹介している食材はすべて脂質10g以下で組み立てています。また、飽きた時の置き換えメニューもご提案。コンビニ商品は入れ替わりが早いので、店頭に行っても同じ商品がないこともあるかもしれません。その場合は商品に添付してあるPFCの数値が近いものを選ぶか、巻末付録の『主なコンビニ商品のPFC一覧』（P.98～）を参考にお選びください。

なんと！

この本に書いてある通り食べれば計算不要

なんです

らっくらく〜

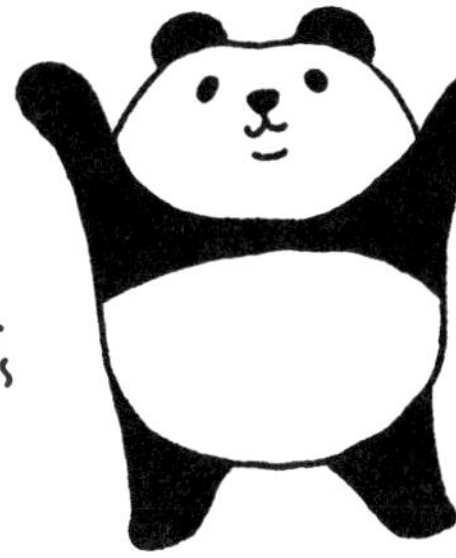

本書のサポート体制

Mon　Tue　Wed　Thu　Fri　Sat　Sun

7日間×朝・昼・晩3食=21献立

＋

飽きたときの

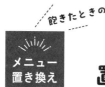

メニュー置き換え例

置き換え献立メニュー例

＋

1包装ごとのPFC量とカロリーがひと目でわかる

Point

巻末コンビニ食材 PFC&カロリーリスト

POINT 6

バランスよくヘルシーに見える 大人気 売れ筋NG食品

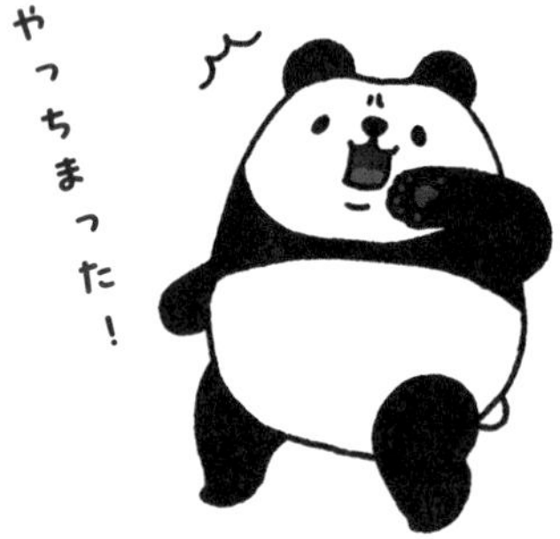

「ヘルシー」なイメージには要注意

僕はコンビニのオーナーなので、売れ筋商品を把握しています。大人気の「海苔弁当」や「お好み幕の内」は脂質20g超えで、1日の脂質摂取量の大半を1食でほぼ摂ってしまう計算です。

また、女性に人気の「ツナマヨネーズおにぎり」や「ミックスサンド」も脂質が実は10g超え。バランスが良い、ヘルシーな印象と実際の栄養価は予想以上に異なります。

いかに栄養成分表示を確認することが大切かがわかります。「昨日は食べ過ぎたから、今日はサラダでヘルシーに！」とロメインレタスのシーザーサラダを選んだらベーコンとドレッシングの脂質で即アウトです。

実は 脂質が多いメニュー（10g以上）

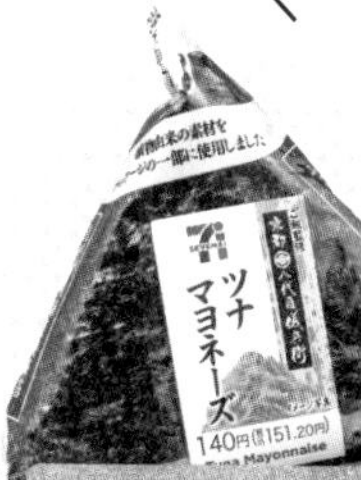

ツナマヨネーズおにぎり

P 5.1g
F 10.7g アウト
C 36.5g
259kcal

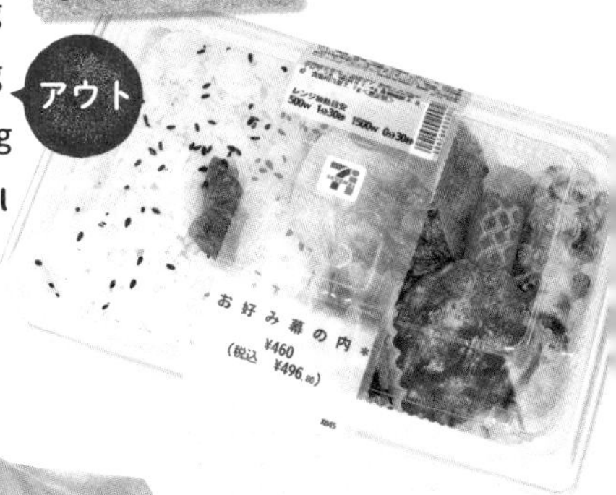

お好み幕の内

P 22.0g
F 27.5g アウト
C 101.2g
733kcal

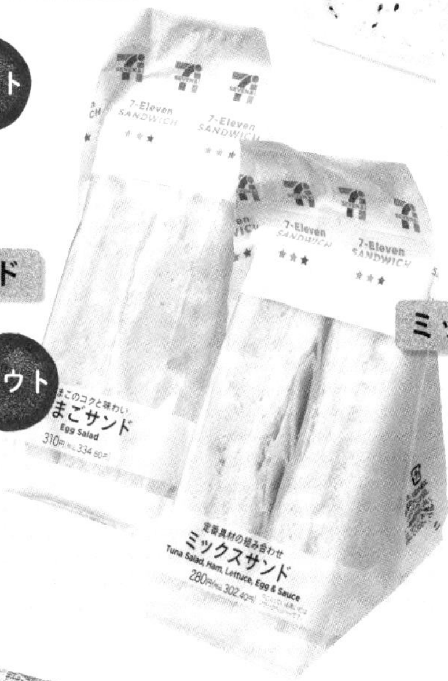

たまごサンド

P 10.1g
F 30.3g アウト
C 21.3g
396kcal

ミックスサンド

P 10.0g
F 17.6g アウト
C 27.8g
306kcal

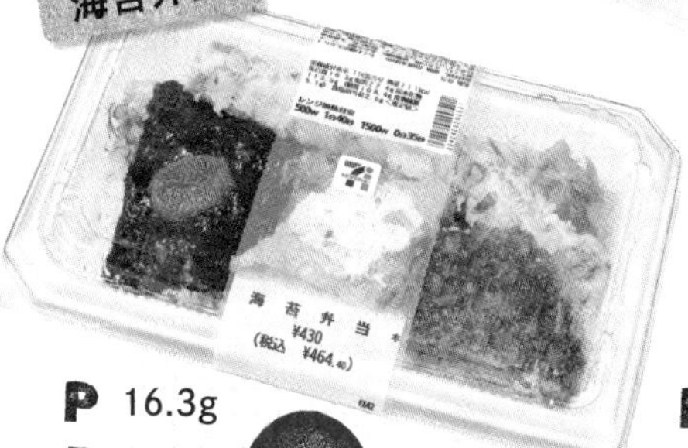

海苔弁当

P 16.3g
F 22.4g アウト
C 113.5g
711kcal

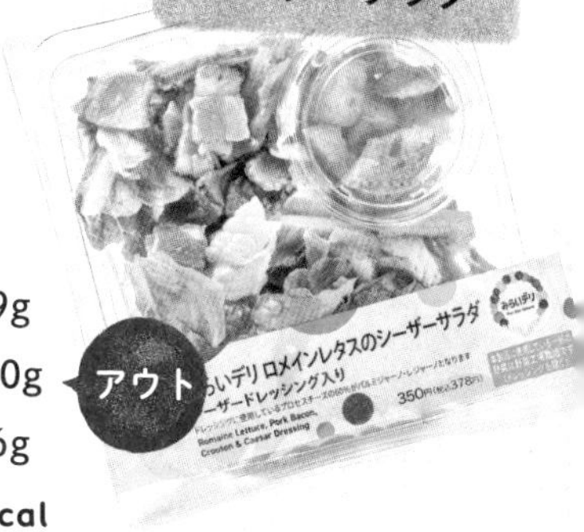

ロメインレタスのシーザーサラダ

P 5.9g
F 17.0g アウト
C 9.6g
212kcal

※脂質の1日摂取目安量 | 23.1g | 30.8g | 46.3g

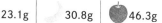

POINT 7

たんぱく質ならOKと油断したらあっという間に脂質オーバー

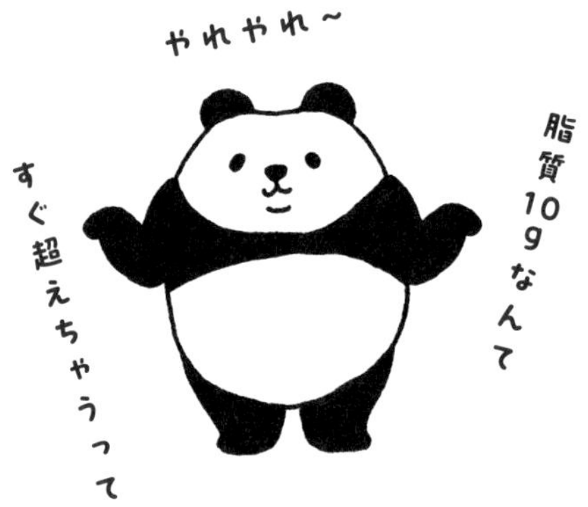
やれやれ～
脂質10gなんて
すぐ超えちゃうって

残念！

「余計な一品」で、すべてが台無しに

ダイエットを意識されているんだろうなぁ…というお客様の中に、「余計な一品」を買っていかれる方がよくいらっしゃいます。例えば、ざるそばとサラダチキンを持ってレジまでいらしたのに、最後に「からあげ棒」や「ＢＩＧポークフランク」を買ってしまう。たんぱく質なら大丈夫と思っているのかもしれませんが、脂質がオーバーしています。また、「大入り豚まん」と一緒に、「黒烏龍茶」を買う方。確かに黒烏龍茶は脂肪の吸収を多少阻害しますが、豚まんの脂質には遠く及びません。僕も昔「カロリーメイトさえ食べていれば太らない！」と思い込んで、食事にプラスして食べていた時期がありますが、一向に痩せませんでした（笑）。

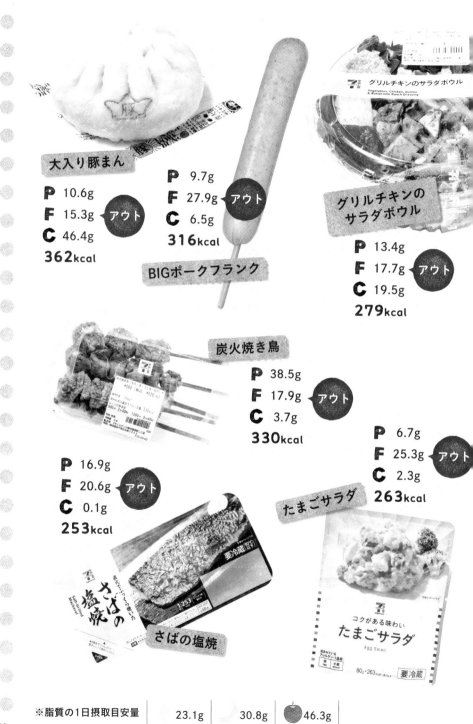

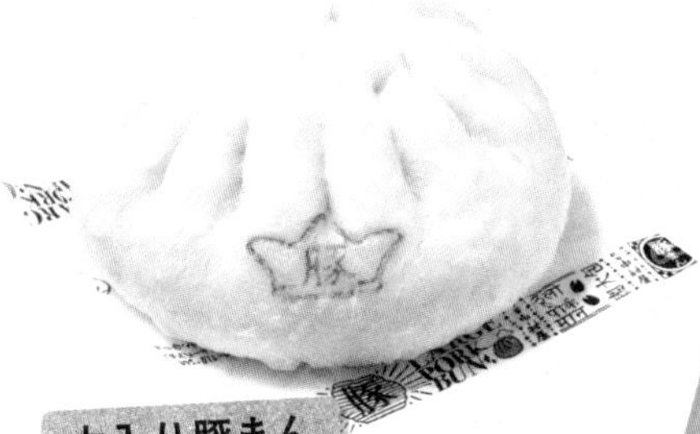

大入り豚まん

P 10.6g
F 15.3g アウト
C 46.4g
362kcal

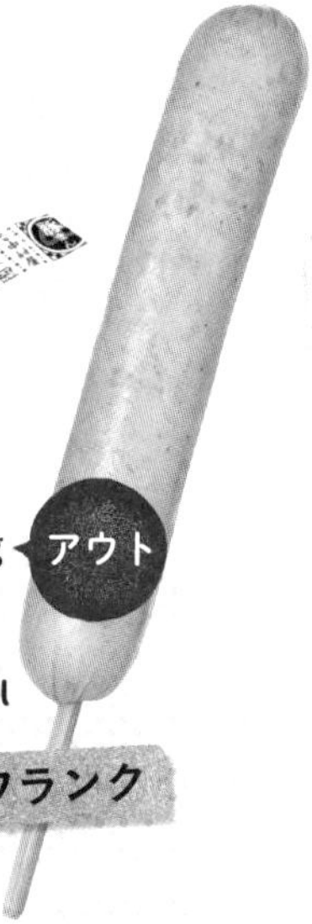

BIGポークフランク

P 9.7g
F 27.9g アウト
C 6.5g
316kcal

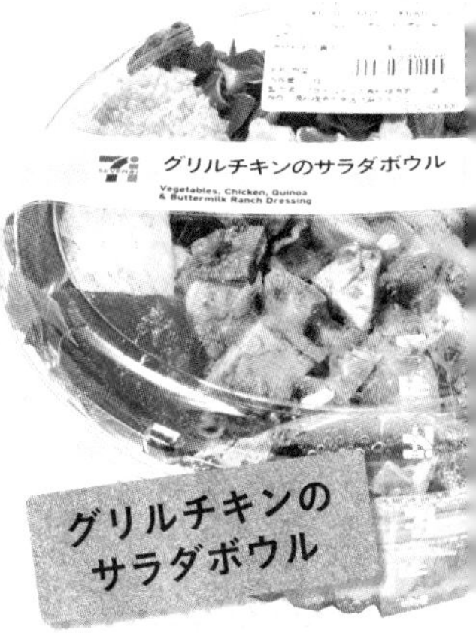

グリルチキンのサラダボウル

P 13.4g
F 17.7g アウト
C 19.5g
279kcal

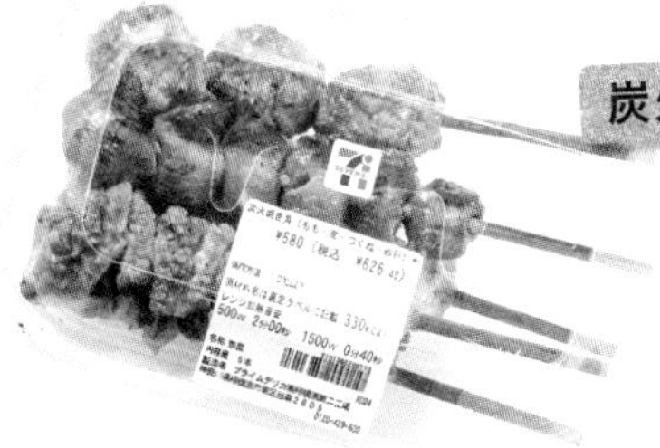

炭火焼き鳥

P 38.5g
F 17.9g アウト
C 3.7g
330kcal

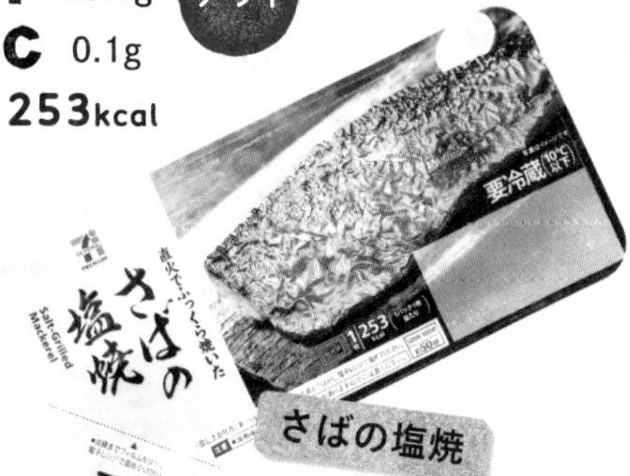

さばの塩焼

P 16.9g
F 20.6g アウト
C 0.1g
253kcal

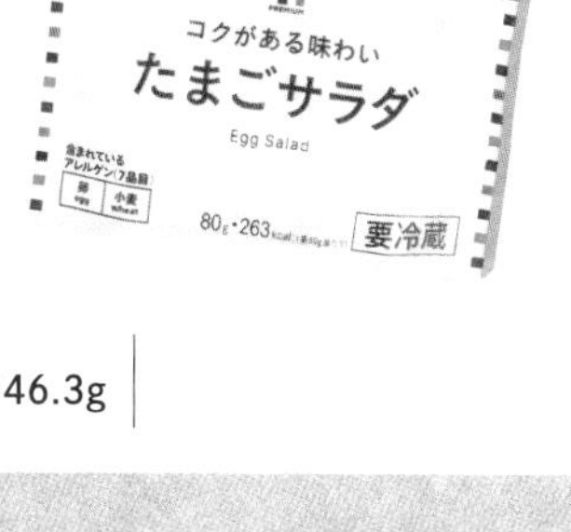

たまごサラダ

P 6.7g
F 25.3g アウト
C 2.3g
263kcal

※脂質の1日摂取目安量	23.1g	30.8g	46.3g

栄養成分チェックの結果 意外にも数値が 優秀だった 食品たち

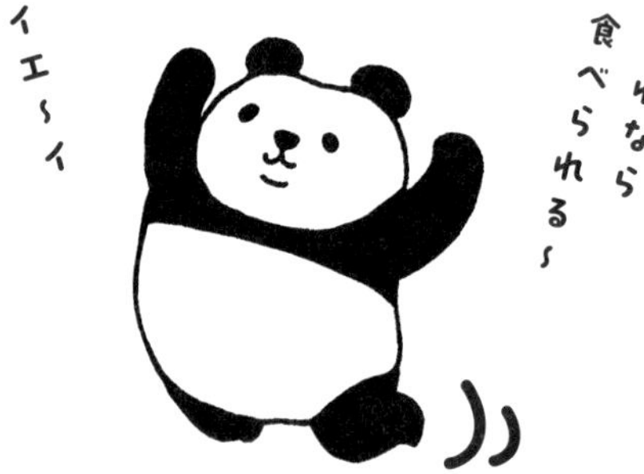

低脂質の和菓子は、食べてOKなもの多数

お菓子やお餅はダイエットの敵と思われがちですが、脂質が低い和菓子やおこわは基本的に問題なし。また、炭水化物は運動をすればすぐにエネルギー源として使われるので恐れることはありません。菓子パンが食べたくなったら、脂質の高いクリームパンではなく、あんぱんをチョイス。

スナック菓子が食べたくなったら、油で揚げたポテトチップスではなく、おかきを海苔で巻いた『品川巻』（P.23参照）を選びましょう。脂質がほぼゼロの優れものです。

みんなが恐れる炭水化物×炭水化物の「焼きそばパン」でも、左記のような少し小さめのサイズであれば数値も通常の半分程度に下がるので許容範囲になります。

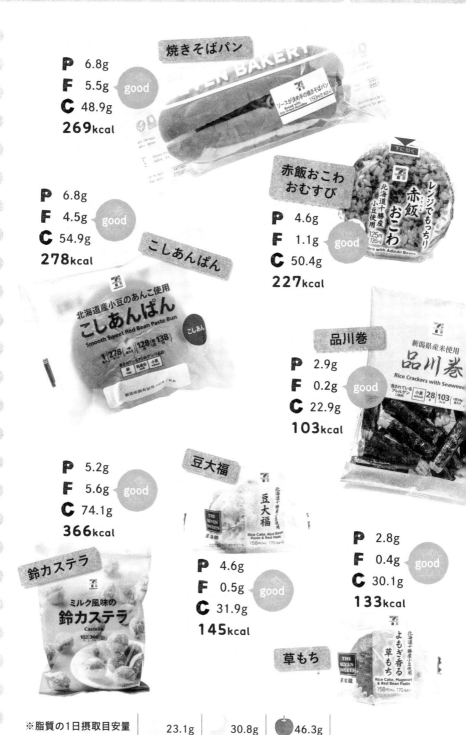

焼きそばパン

P 6.8g
F 5.5g
C 48.9g
269kcal

good

こしあんぱん

P 6.8g
F 4.5g
C 54.9g
278kcal

good

赤飯おこわおむすび

P 4.6g
F 1.1g
C 50.4g
227kcal

good

品川巻

P 2.9g
F 0.2g
C 22.9g
103kcal

good

鈴カステラ

P 5.2g
F 5.6g
C 74.1g
366kcal

good

豆大福

P 4.6g
F 0.5g
C 31.9g
145kcal

good

草もち

P 2.8g
F 0.4g
C 30.1g
133kcal

good

※脂質の1日摂取目安量 | 23.1g | 30.8g | 46.3g

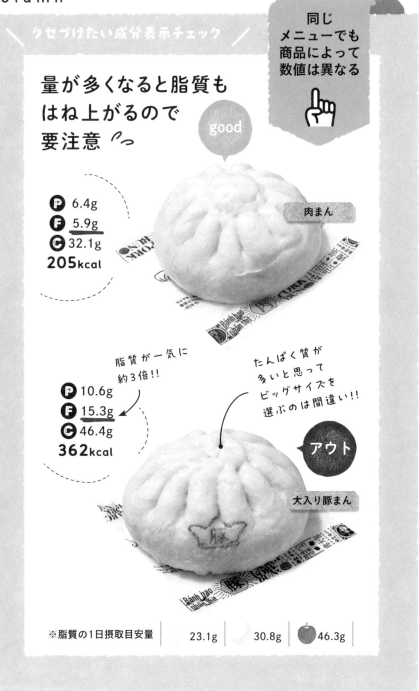

＼ クセづけたい成分表示チェック ／

同じ
メニューでも
商品によって
数値は異なる

量が多くなると脂質もはね上がるので要注意

good

P 6.4g
F 5.9g
C 32.1g
205kcal

脂質が一気に
約3倍!!

たんぱく質が
多いと思って
ビッグサイズを
選ぶのは間違い!!

P 10.6g
F 15.3g
C 46.4g
362kcal

アウト

※脂質の1日摂取目安量	23.1g	30.8g	46.3g

Part2

マネっこして食べるだけ
7日間・1日3食
コンビニダイエット

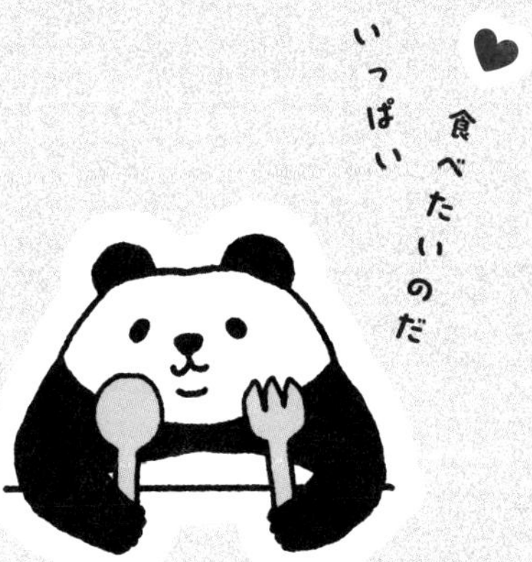

洋梨型

糖質の代謝に優れ脂質で太りやすいタイプ

脂っこいもの、こってりしたものを避ける

前の章で肥満にかかわる3つの遺伝子、「洋梨型」「バナナ型」「りんご型」について説明したと思います。

まず、僕のタイプでもある洋梨型は、脂質で太りやすいので、脂質を制限することが第一。一方、糖質の代謝に優れているので、ラーメン、うどん、丼、カレーライスなど、ガッツリ系のメニューが食べられるメリットがあります。ＰＦＣバランスは、たんぱく質（Ｐ）2割：脂質（Ｆ）1.5割：炭水化物（Ｃ）6.5割と、一般的なＰＦＣバランス（Ｐ）2割：（Ｆ）2割：（Ｃ）6割から少し変えてあります。

洋梨型は、下半身太り、じわじわ太る、脂肪を落とすのが困難などの特徴があります。こってりしたものが好きで、一度の食事でまとめ食いをしがち。ストレスがたまると過食になる、お酒に強いなどが挙げられます。心当たりのある方はご注意を。

アプリで計算

本書の洋梨型設定数値

- ●性別：女性　●年齢：35歳　●身長：160cm
- ●体重：60kg
- ●活動量：1週間に軽い運動を1～2回
- ●目的：減量したい

摂取可能カロリー	**1390** kcal

基礎代謝量	基礎消費カロリー
1264 kcal	**1738** kcal

＼3大栄養素の配分ポイント／ 洋梨型は

炭水化物多め、脂質少なめ

たんぱく質	脂質	炭水化物（糖質）
P 1g =4kcal	F 1g =9kcal	C 1g =4kcal
2割	**1.5**割	**6.5**割
摂取可能カロリー	摂取可能カロリー	摂取可能カロリー
1390kcal×0.2	1390kcal×0.15	1390kcal×0.65
=278kcal	=208.5kcal	=903.5kcal
278kcal÷4kcal	208.5kcal÷9kcal	903.5kcal÷4kcal
=**69.5g**	=**23.1g**	=**225.8g**
1日の P たんぱく質摂取量目安	1日の F 脂質摂取量目安	1日の C 炭水化物摂取量目安

1日目朝

breakfast

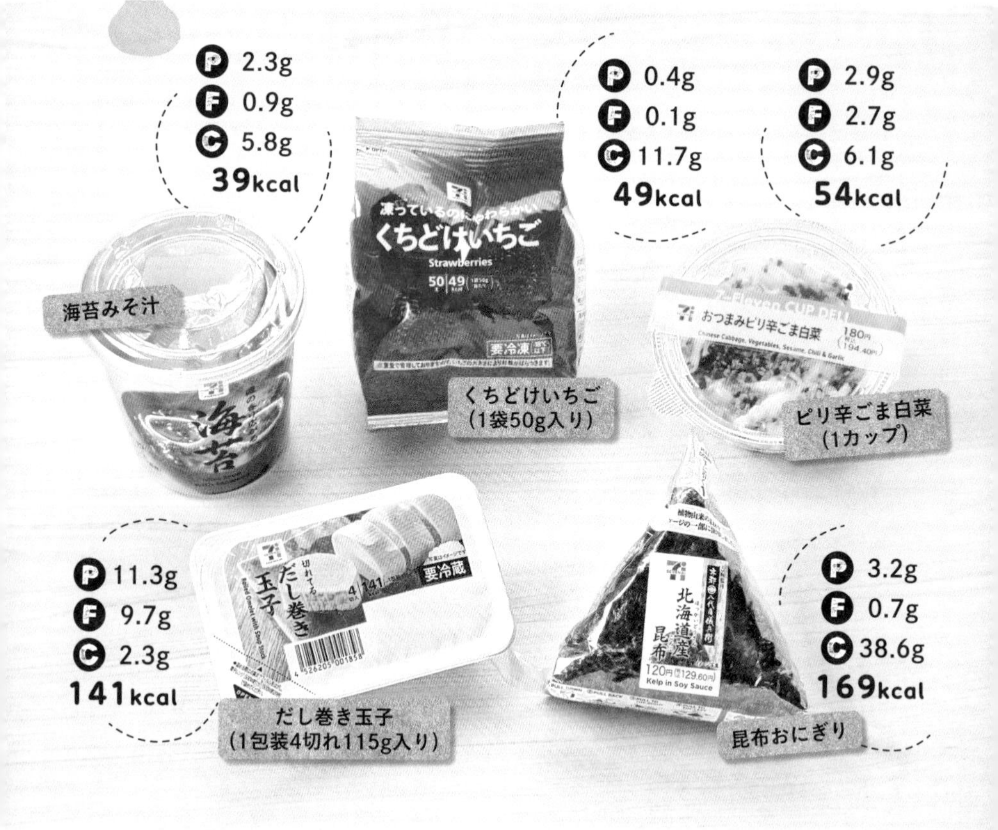

海苔みそ汁
P 2.3g
F 0.9g
C 5.8g
39kcal
くちどけいちご
(1袋50g入り)
P 0.4g
F 0.1g
C 11.7g
49kcal
ピリ辛ごま白菜
(1カップ)
P 2.9g
F 2.7g
C 6.1g
54kcal
だし巻き玉子
(1包装4切れ115g入り)
P 11.3g
F 9.7g
C 2.3g
141kcal
昆布おにぎり
P 3.2g
F 0.7g
C 38.6g
169kcal

飽きたときの

メニュー置き換え例

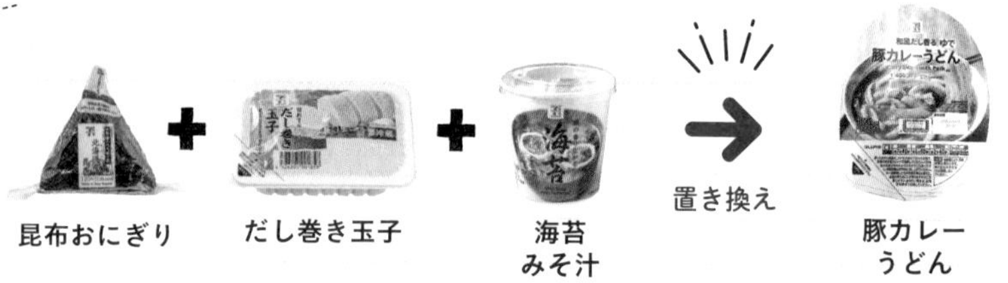

昆布おにぎり
+
だし巻き玉子
+
海苔
みそ汁
置き換え
豚カレー
うどん

	カロリー(kcal)	P(たんぱく質)	F(脂質)	C(炭水化物)
朝合計	452kcal	20.1g	14.1g	64.5g

lunch

1日目昼

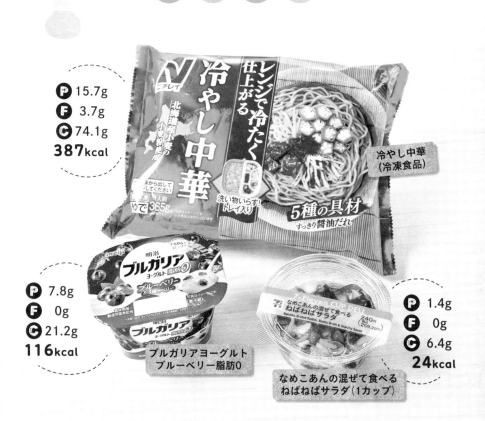

冷やし中華(冷凍食品)

P 15.7g
F 3.7g
C 74.1g
387kcal

ブルガリアヨーグルト ブルーベリー脂肪0

P 7.8g
F 0g
C 21.2g
116kcal

なめこあんの混ぜて食べる ねばねばサラダ(1カップ)

P 1.4g
F 0g
C 6.4g
24kcal

飽きたときの

メニュー置き換え例

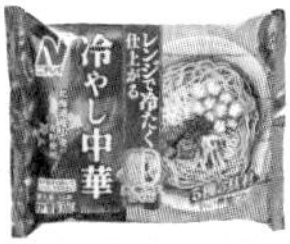

冷やし中華

→ 置き換え

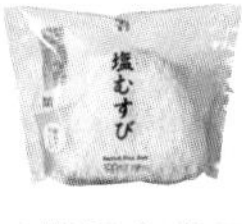

塩むすび

＋

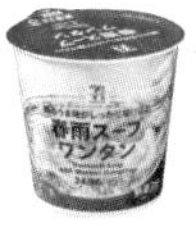

春雨スープ ワンタン

	カロリー(kcal)	P(たんぱく質)	F(脂質)	C(炭水化物)
昼合計	527kcal	24.9g	3.7g	101.7g

dinner

1日目夜

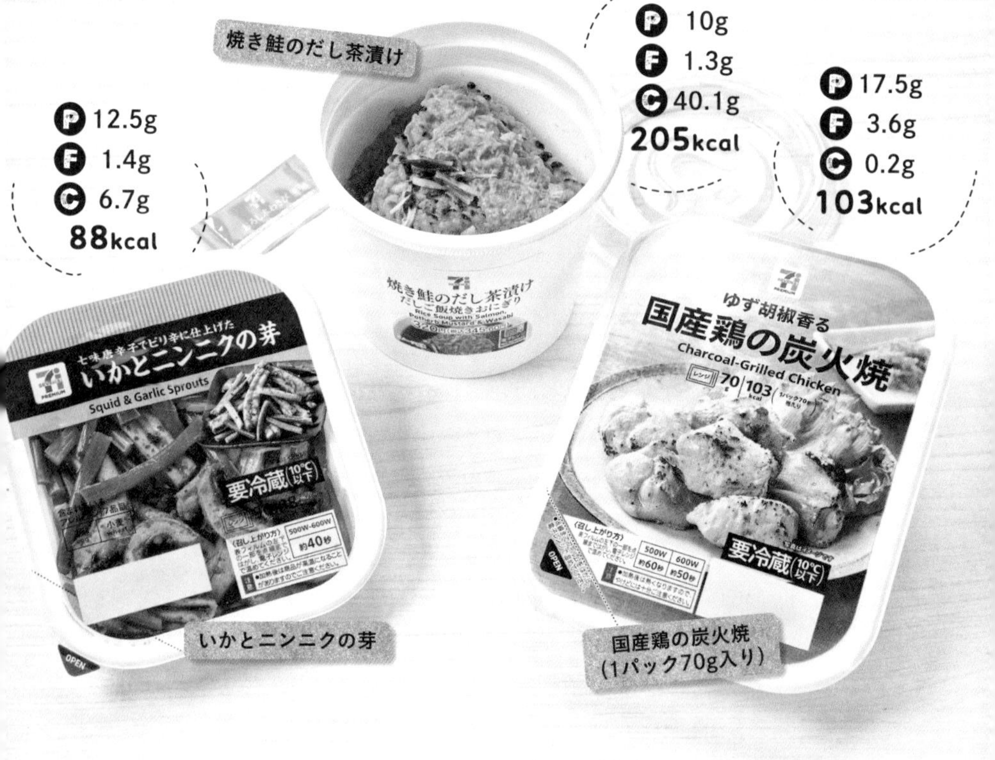

焼き鮭のだし茶漬け

P 10g
F 1.3g
C 40.1g
205kcal

P 12.5g
F 1.4g
C 6.7g
88kcal

P 17.5g
F 3.6g
C 0.2g
103kcal

いかとニンニクの芽

国産鶏の炭火焼
(1パック70g入り)

飽きたときの

メニュー置き換え例

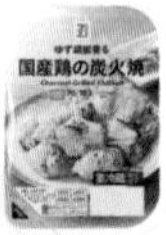

国産鶏の
炭火焼

＋

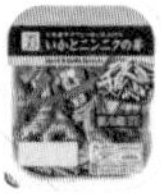

いかと
ニンニクの芽

→ 置き換え

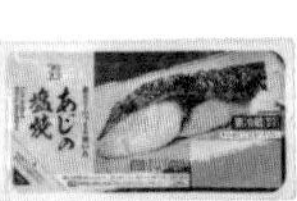

あじの塩焼

＋

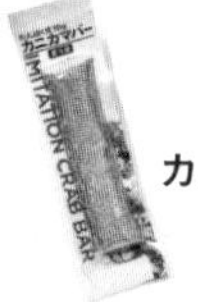

カニカマバー

	カロリー(kcal)	P(たんぱく質)	F(脂質)	C(炭水化物)
夜合計	396kcal	40g	6.3g	47g
1日合計	1375kcal	85g	24.1g	213.2g

※設定数値(P.27)より－15kcal、たんぱく質＋15g、脂質＋1.1g、炭水化物が－12.8g

breakfast

2日目朝

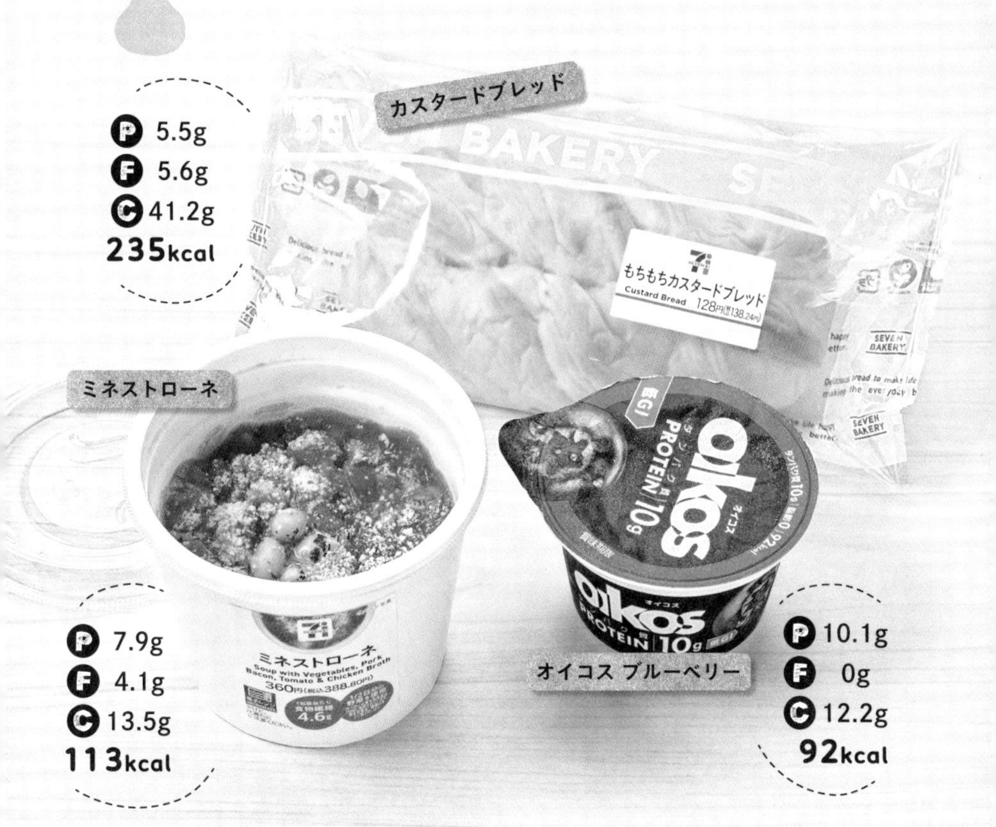

カスタードブレッド

P 5.5g
F 5.6g
C 41.2g
235kcal

ミネストローネ

P 7.9g
F 4.1g
C 13.5g
113kcal

オイコス ブルーベリー

P 10.1g
F 0g
C 12.2g
92kcal

飽きたときの

メニュー置き換え例

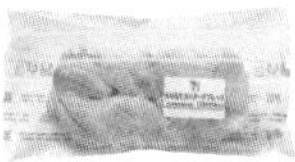

カスタードブレッド

＋

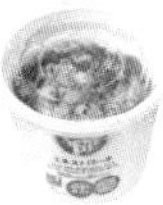

ミネストローネ

→ 置き換え

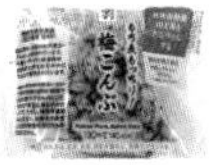

梅こんぶおむすび

＋

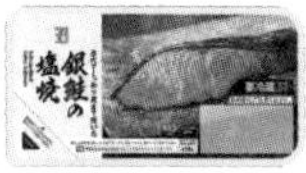

銀鮭の塩焼

	カロリー(kcal)	P(たんぱく質)	F(脂質)	C(炭水化物)
朝合計	440kcal	23.5g	9.7g	66.9g

lunch

2日目昼

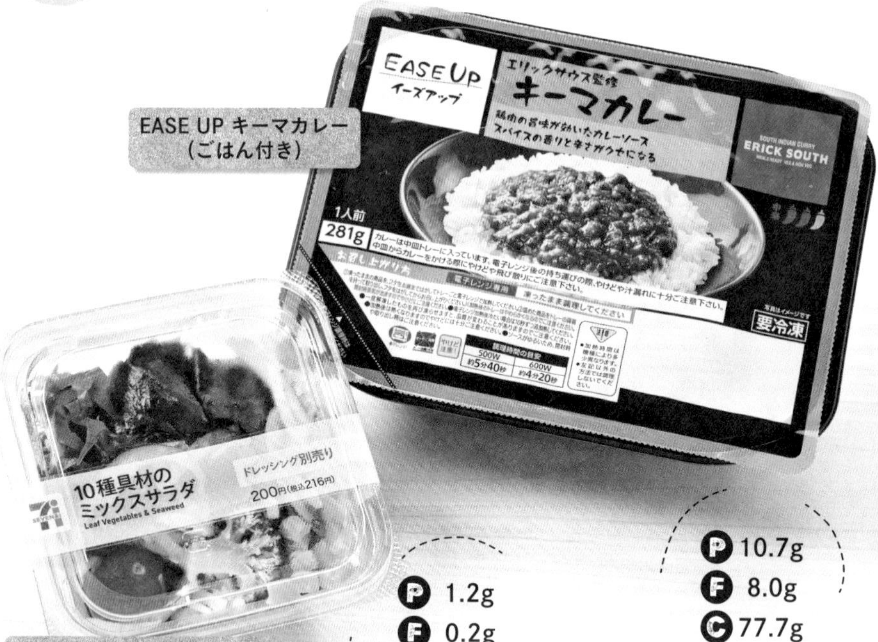

EASE UP キーマカレー
（ごはん付き）

P 10.7g
F 8.0g
C 77.7g
415kcal

10種具材のミックスサラダ
（1パック）
（※ドレッシングなしで）

P 1.2g
F 0.2g
C 5.2g
23kcal

飽きたときの

メニュー置き換え例

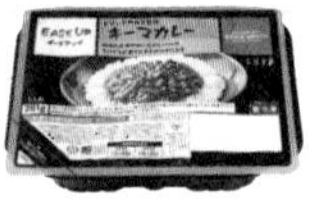

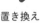

EASE UP キーマカレー
（ごはん付き）

→ 置き換え

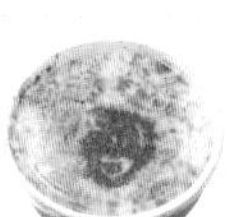

チーズの
ミートドリア

	カロリー(kcal)	P(たんぱく質)	F(脂質)	C(炭水化物)
昼合計	438kcal	11.9g	8.2g	82.9g

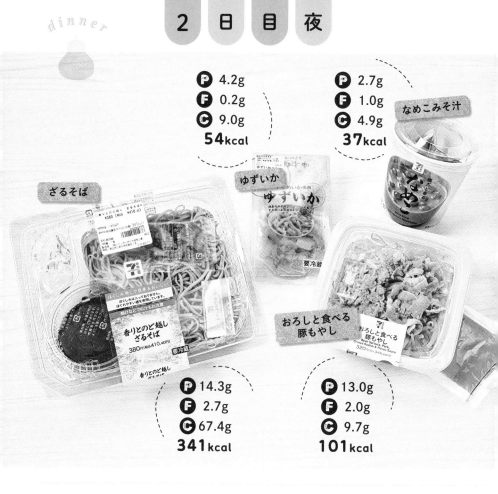

dinner

2日目夜

ざるそば

P 14.3g
F 2.7g
C 67.4g
341kcal

ゆずいか

P 4.2g
F 0.2g
C 9.0g
54kcal

なめこみそ汁

P 2.7g
F 1.0g
C 4.9g
37kcal

おろしと食べる豚もやし

P 13.0g
F 2.0g
C 9.7g
101kcal

飽きたときの

メニュー置き換え例

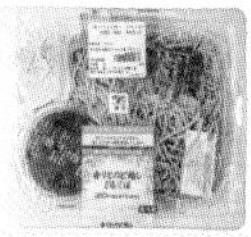

ざるそば

＋

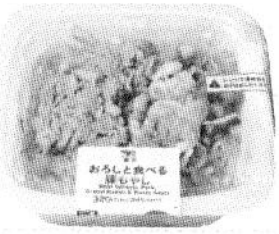

おろしと食べる豚もやし

→ 置き換え

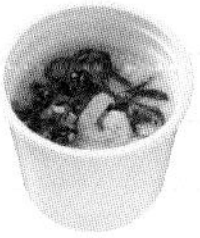

海鮮中華粥

＋

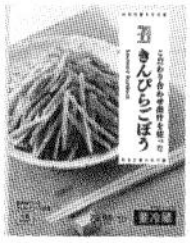

きんぴらごぼう（1袋70g入り）

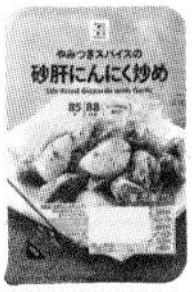

砂肝にんにく炒め（1パック85g入り）

	カロリー(kcal)	P(たんぱく質)	F(脂質)	C(炭水化物)
夜合計	533kcal	34.2g	5.9g	91g
1日合計	1411kcal	69.6g	23.8g	240.8 g

※設定数値（P.27）より＋21kcal、たんぱく質－0.4g、脂質＋0.8g、炭水化物が＋14.8g

3日目朝

breakfast

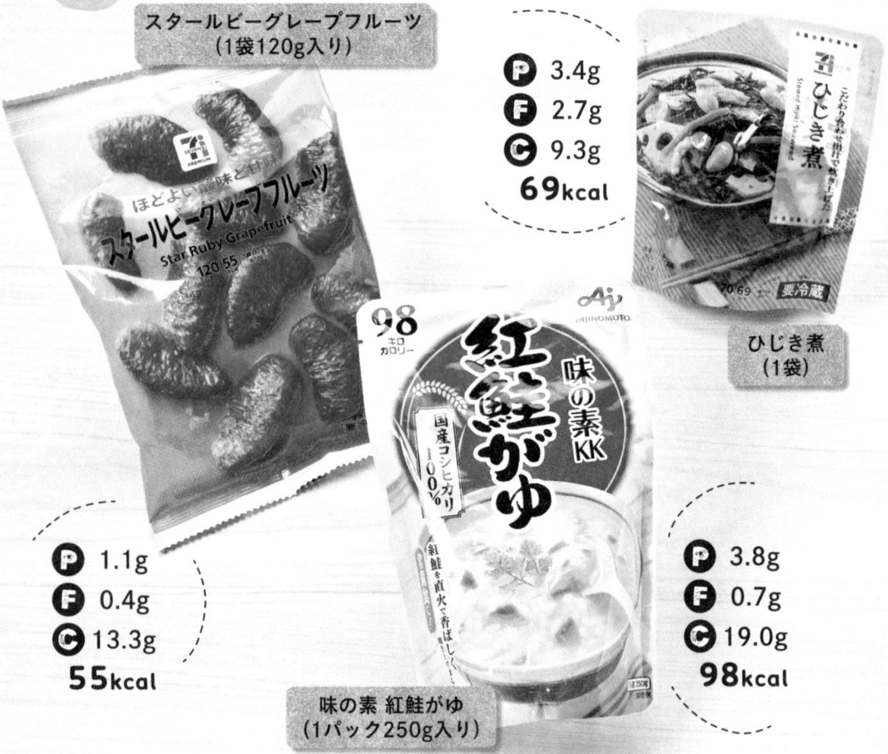

スタールビーグレープフルーツ
(1袋120g入り)

P 1.1g
F 0.4g
C 13.3g
55kcal

ひじき煮
(1袋)

P 3.4g
F 2.7g
C 9.3g
69kcal

味の素 紅鮭がゆ
(1パック250g入り)

P 3.8g
F 0.7g
C 19.0g
98kcal

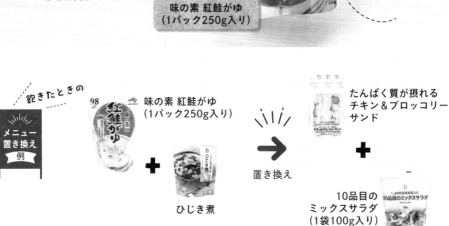

飽きたときの

メニュー置き換え例

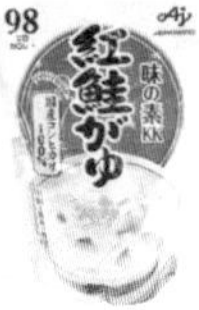

味の素 紅鮭がゆ
(1パック250g入り)

＋

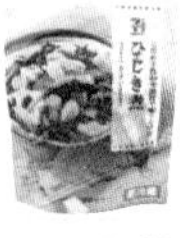

ひじき煮

→ 置き換え

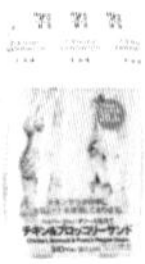

たんぱく質が摂れるチキン&ブロッコリーサンド

＋

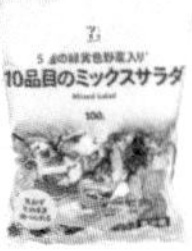

10品目のミックスサラダ
(1袋100g入り)

	カロリー(kcal)	P(たんぱく質)	F(脂質)	C(炭水化物)
朝合計	222kcal	8.3g	3.8g	41.6g

lunch

3日目昼

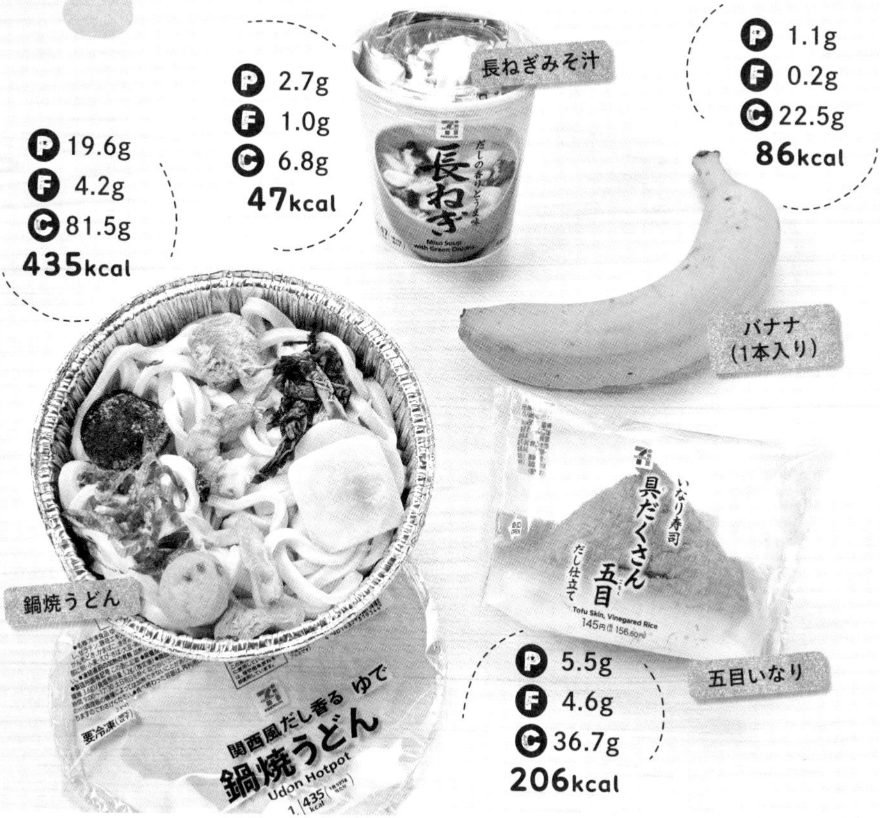
長ねぎみそ汁
P 2.7g
F 1.0g
C 6.8g
47kcal
バナナ
(1本入り)
P 1.1g
F 0.2g
C 22.5g
86kcal
鍋焼うどん
P 19.6g
F 4.2g
C 81.5g
435kcal
五目いなり
P 5.5g
F 4.6g
C 36.7g
206kcal
だしの香りとうま味
長ねぎ
Miso Soup with Green Onions
いなり寿司
具だくさん
五目
だし仕立て
Tofu Skin, Vinegared Rice
関西風だし香る ゆで
鍋焼うどん
Udon Hotpot
要冷凍

飽きたときの

メニュー置き換え例

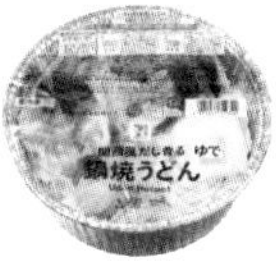

鍋焼うどん

＋

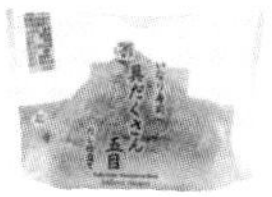

五目いなり

→ 置き換え

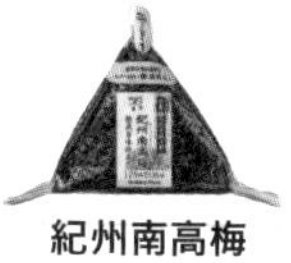

紀州南高梅
おにぎり

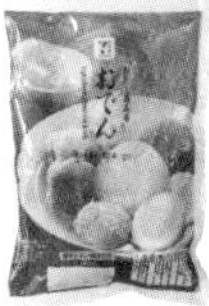

おでん
(1パック486g入り)

＋

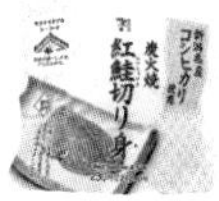

紅鮭切り身
おにぎり

	カロリー(kcal)	P(たんぱく質)	F(脂質)	C(炭水化物)
昼合計	774kcal	28.9g	10g	147.5g

dinner

3日目夜

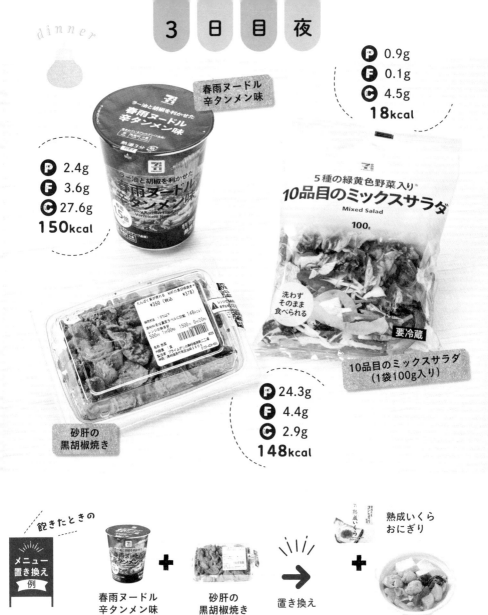

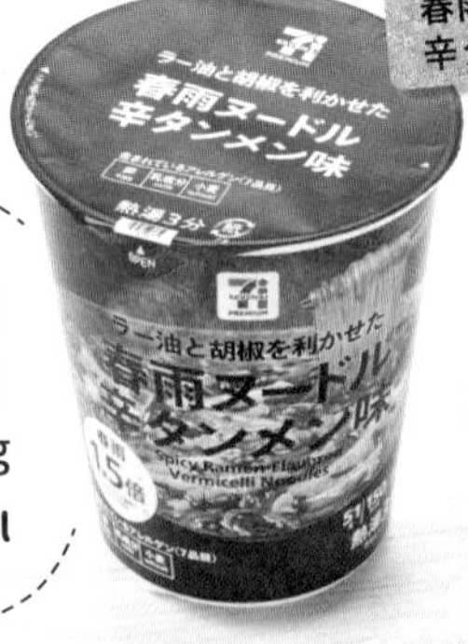

春雨ヌードル
辛タンメン味

P 2.4g
F 3.6g
C 27.6g
150kcal

P 0.9g
F 0.1g
C 4.5g
18kcal

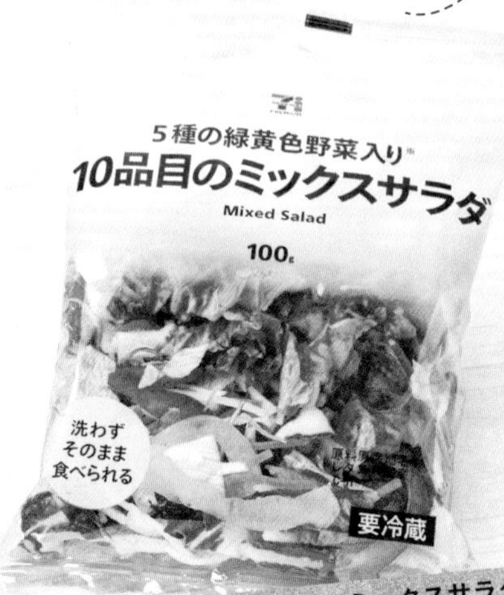

10品目のミックスサラダ
(1袋100g入り)

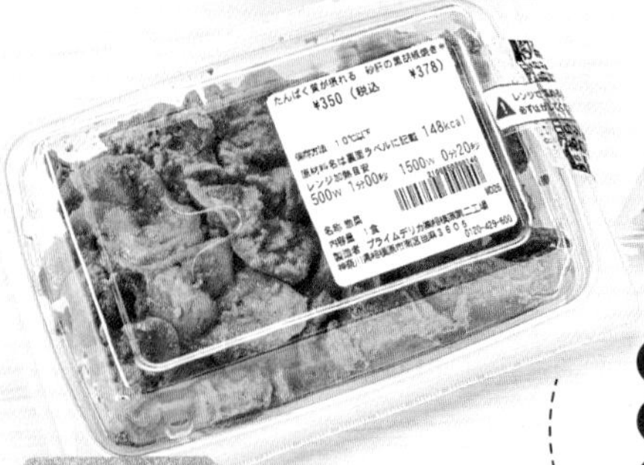

砂肝の
黒胡椒焼き

P 24.3g
F 4.4g
C 2.9g
148kcal

飽きたときの

メニュー
置き換え
例

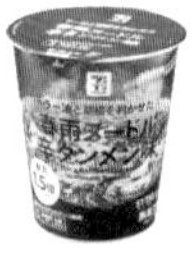

春雨ヌードル
辛タンメン味

＋

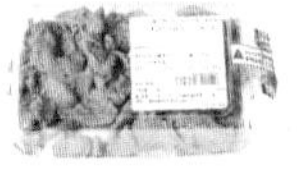

砂肝の
黒胡椒焼き

置き換え

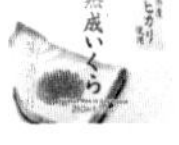

熟成いくら
おにぎり

＋

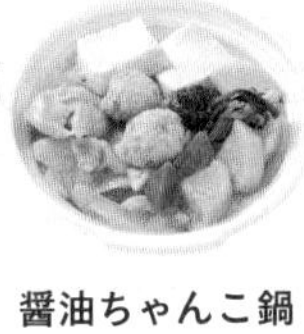

醤油ちゃんこ鍋

	カロリー(kcal)	P(たんぱく質)	F(脂質)	C(炭水化物)
夜合計	316kcal	27.6g	8.1g	35.0g
1日合計	1312kcal	64.8g	21.9g	224.1g

※設定数値(P.27)より－78kcal、たんぱく質－5.2g、脂質－1.1g、炭水化物が－1.9g

breakfast

4日目朝

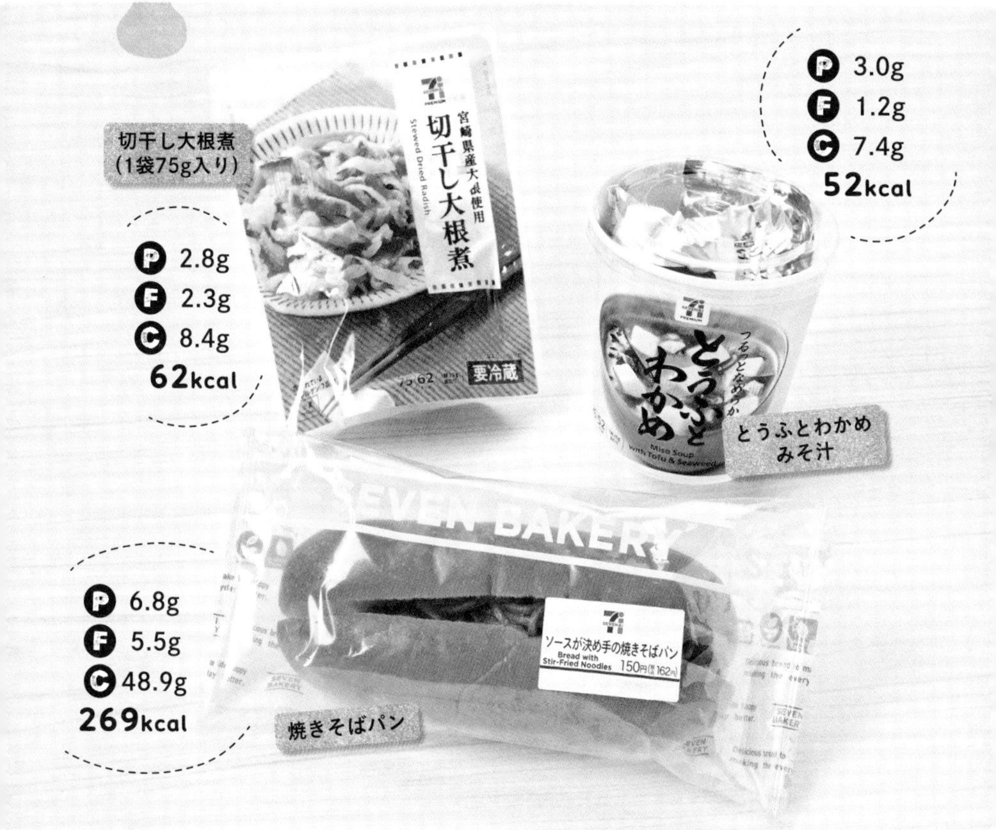

切干し大根煮
(1袋75g入り)

P 2.8g
F 2.3g
C 8.4g
62kcal

とうふとわかめ
みそ汁

P 3.0g
F 1.2g
C 7.4g
52kcal

焼きそばパン

P 6.8g
F 5.5g
C 48.9g
269kcal

飽きたときの

メニュー
置き換え
例

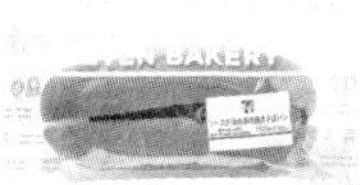

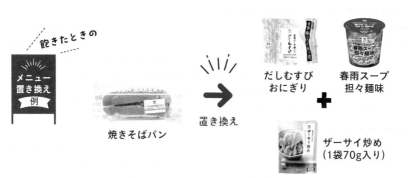

焼きそばパン

→ 置き換え

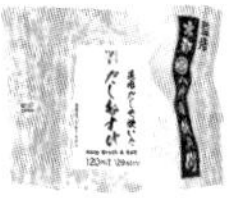

だしむすび
おにぎり

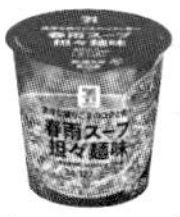

春雨スープ
担々麺味

＋

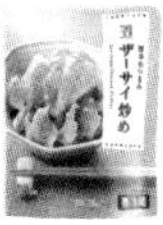

ザーサイ炒め
(1袋70g入り)

	カロリー(kcal)	P(たんぱく質)	F(脂質)	C(炭水化物)
朝合計	383kcal	12.6g	9g	64.7g

lunch

4日目昼

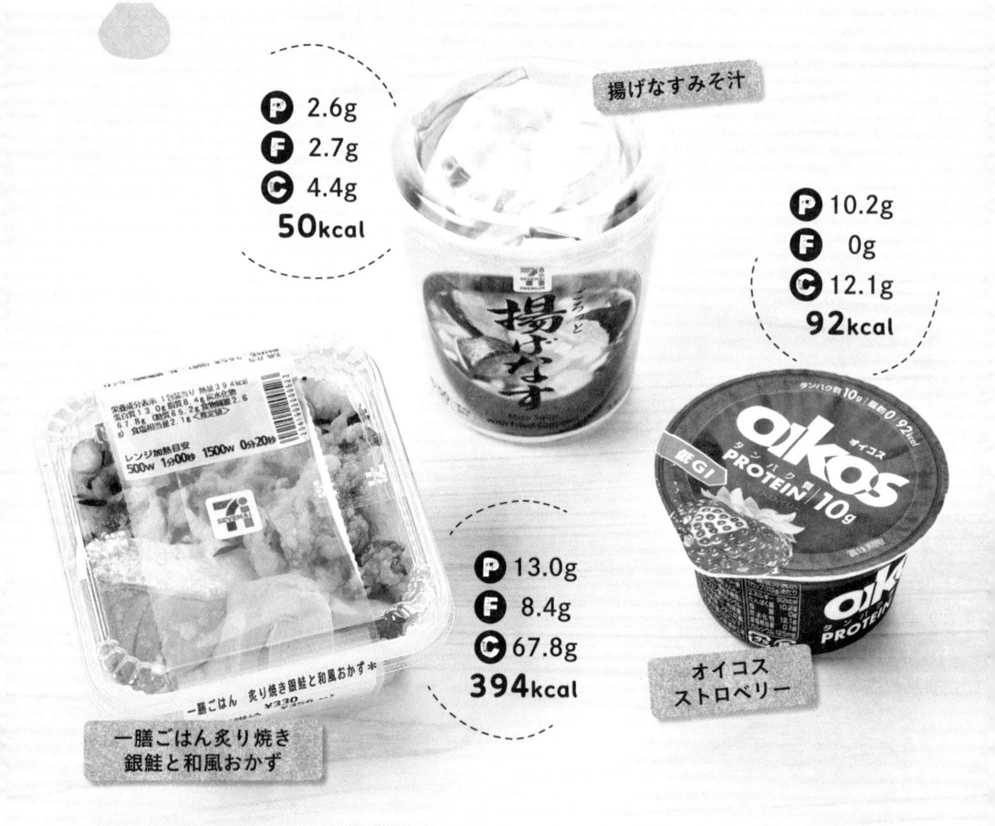

揚げなすみそ汁

P 2.6g
F 2.7g
C 4.4g
50kcal

オイコス ストロベリー

P 10.2g
F 0g
C 12.1g
92kcal

一膳ごはん炙り焼き銀鮭と和風おかず

P 13.0g
F 8.4g
C 67.8g
394kcal

飽きたときの

メニュー置き換え例

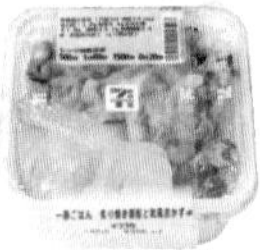

一膳ごはん炙り焼き銀鮭と和風おかず

＋

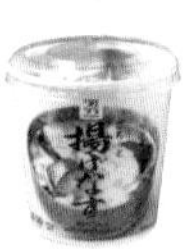

揚げなすみそ汁

→ 置き換え

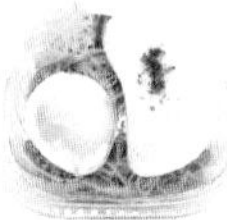

お月見とろろそば

＋

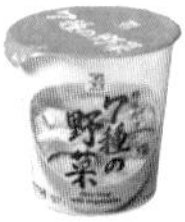

7種の野菜みそ汁

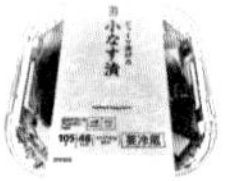

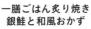

小なす漬 (1パック105g入り)

	カロリー(kcal)	P(たんぱく質)	F(脂質)	C(炭水化物)
昼合計	536kcal	25.8g	11.1g	84.3g

dinner

4日目夜

鶏むね肉とブロッコリー
(1パック150g入り)

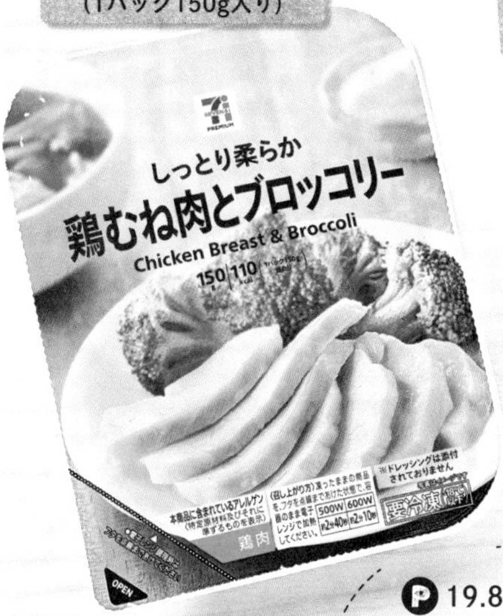

P 19.8g
F 2.0g
C 4.2g
110kcal

旨辛きゃべっキュウ
(1カップ)

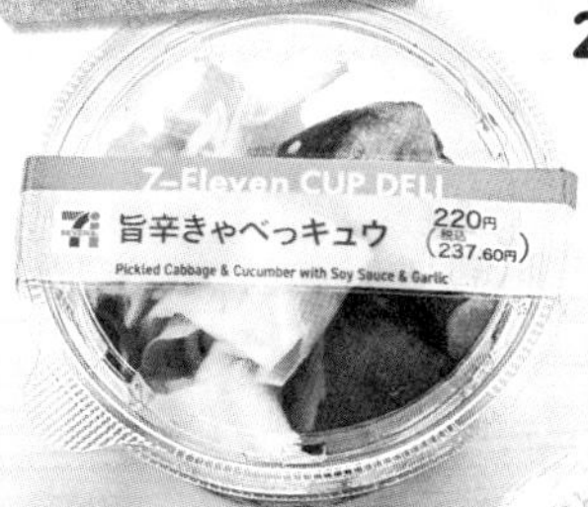

P 1.7g
F 0.1g
C 6.2g
28kcal

わかめ御飯おむすび

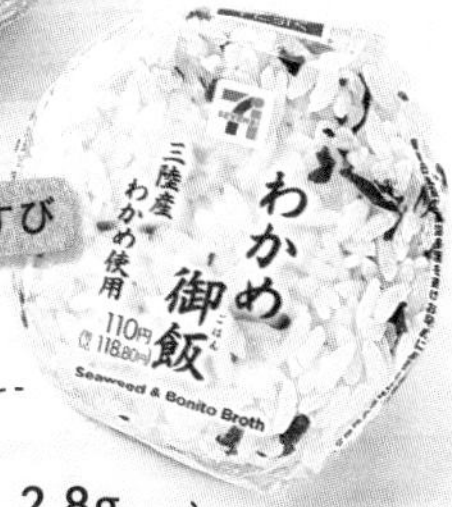

P 2.8g
F 0.8g
C 36.6g
161kcal

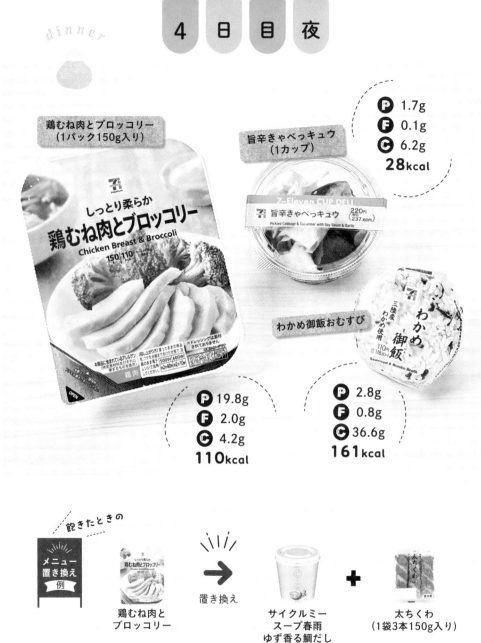

飽きたときの

メニュー置き換え例

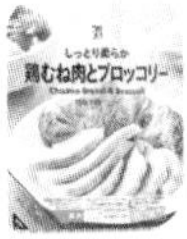

鶏むね肉と
ブロッコリー

置き換え

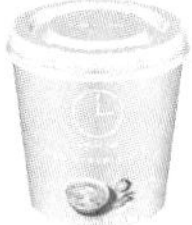

サイクルミー
スープ春雨
ゆず香る鯛だし

＋

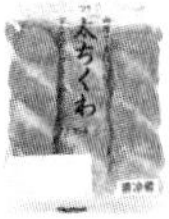

太ちくわ
(1袋3本150g入り)

	カロリー(kcal)	P(たんぱく質)	F(脂質)	C(炭水化物)
夜合計	299kcal	24.3g	2.9g	47g
1日合計	1218kcal	62.7g	23g	196g

※設定数値(P.27)より－172kcal、たんぱく質－7.3g、脂質±0g、炭水化物が－30g

breakfast

5日目朝

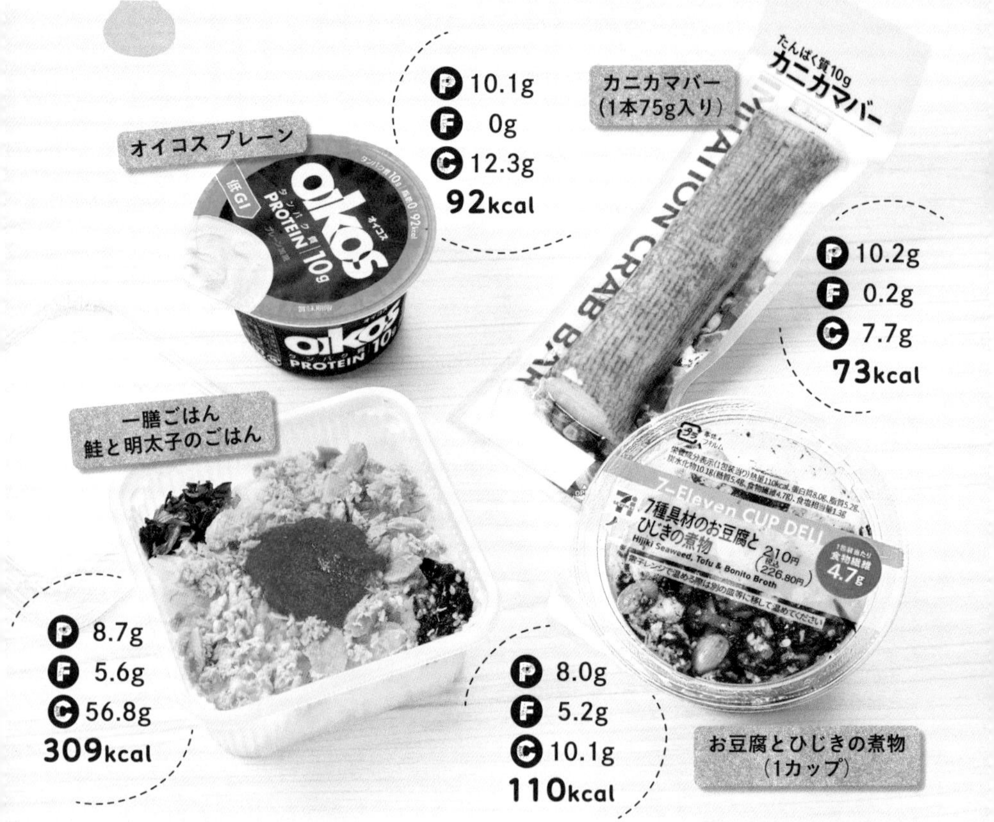

オイコス プレーン

P 10.1g
F 0g
C 12.3g
92kcal

カニカマバー
(1本75g入り)

P 10.2g
F 0.2g
C 7.7g
73kcal

一膳ごはん
鮭と明太子のごはん

P 8.7g
F 5.6g
C 56.8g
309kcal

お豆腐とひじきの煮物
(1カップ)

P 8.0g
F 5.2g
C 10.1g
110kcal

飽きたときの

メニュー置き換え例

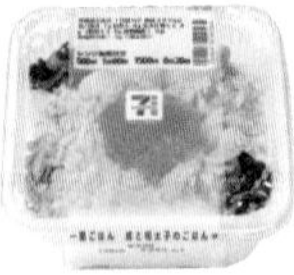

一膳ごはん
鮭と明太子のごはん

→ 置き換え

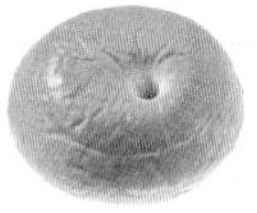

つぶあんぱん
(近畿限定)

＋

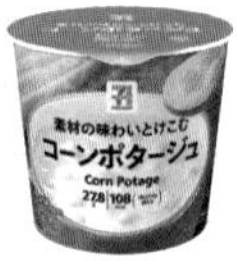

コーン
ポタージュ

	カロリー(kcal)	P(たんぱく質)	F(脂質)	C(炭水化物)
朝合計	584kcal	37g	11g	86.9g

lunch

5日目昼

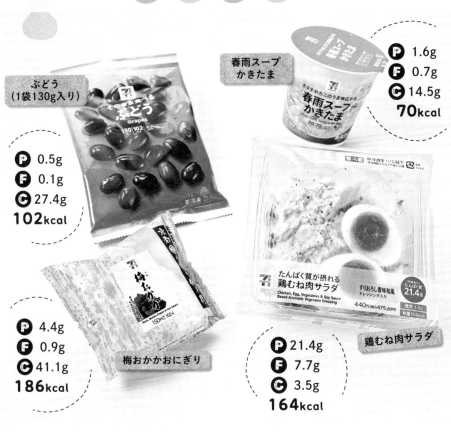

ぶどう
(1袋130g入り)

P 0.5g
F 0.1g
C 27.4g
102kcal

春雨スープ
かきたま

P 1.6g
F 0.7g
C 14.5g
70kcal

梅おかかおにぎり

P 4.4g
F 0.9g
C 41.1g
186kcal

鶏むね肉サラダ

P 21.4g
F 7.7g
C 3.5g
164kcal

飽きたときの

メニュー置き換え例

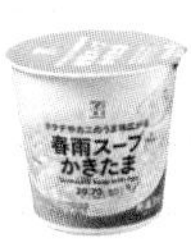

春雨スープ
かきたま

+

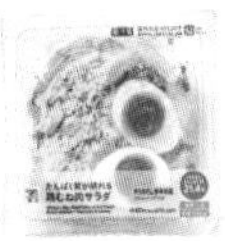

鶏むね肉サラダ

→ 置き換え

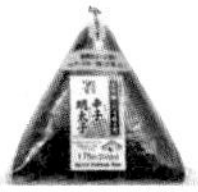

辛子明太子
おにぎり

+

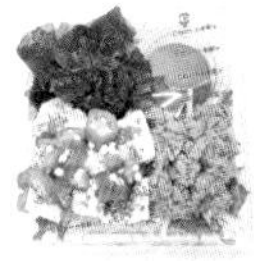

くずし豆腐と
海藻の和サラダ

	カロリー(kcal)	P(たんぱく質)	F(脂質)	C(炭水化物)
昼合計	522kcal	27.9g	9.4g	86.5g

dinner

5日目夜

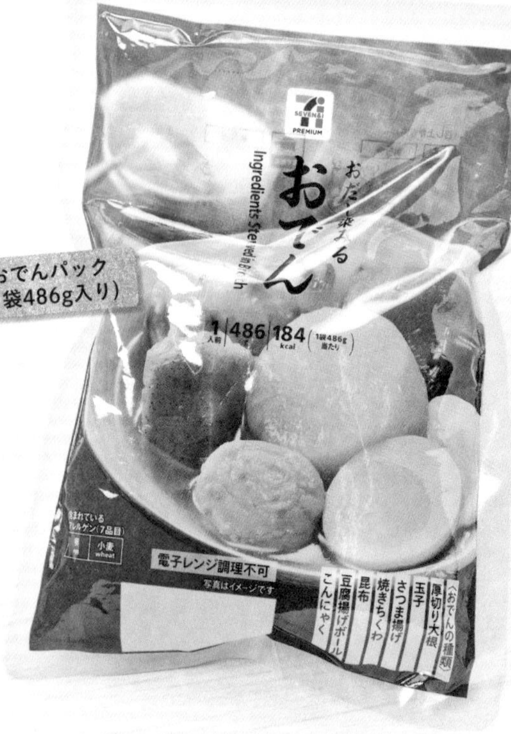

おでんパック
(1袋486g入り)

P 13.6g
F 6.8g
C 17.9g
184kcal

飽きたときの
メニュー置き換え例

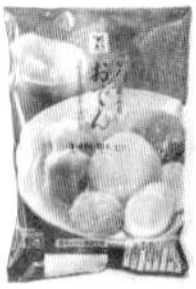

おでんパック

→ 置き換え

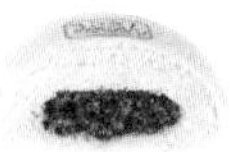

つぶあんまん
(近畿限定)

＋

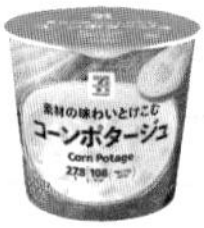

コーンポタージュ

	カロリー(kcal)	P(たんぱく質)	F(脂質)	C(炭水化物)
夜合計	184kcal	13.6g	6.8g	17.9g
1日合計	1290kcal	78.5g	27.2g	191.3g

※設定数値(P.27)より－100kcal、たんぱく質＋8.5g、脂質＋4.2g、炭水化物が－34.7g

breakfast

6日目 朝

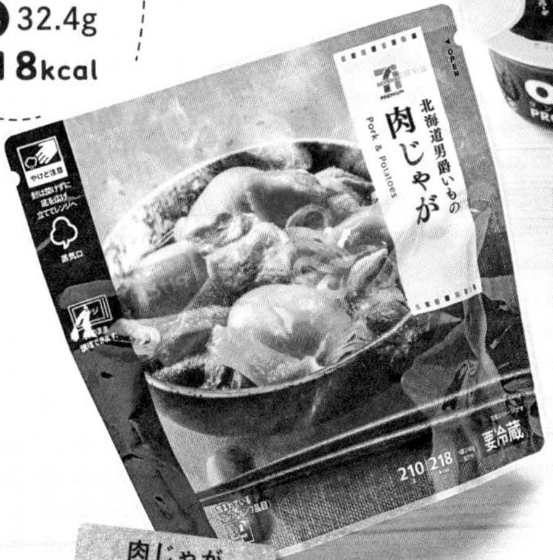

肉じゃが
(1袋210g入り)

P 9.7g
F 6.3g
C 32.4g
218kcal

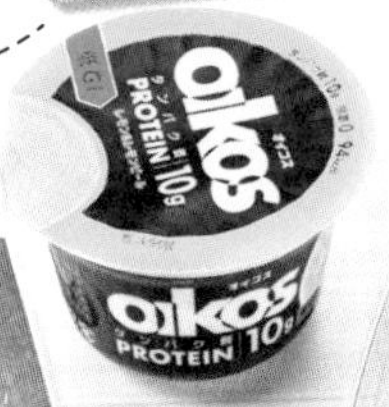

オイコス レモン

P 10.1g　C 13.0g
F 0g　94kcal

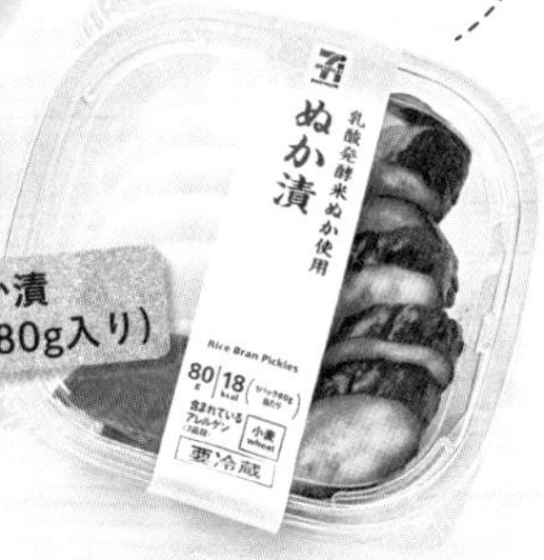

ぬか漬
(1パック80g入り)

P 0.6g
F 0.2g
C 4.0g
18kcal

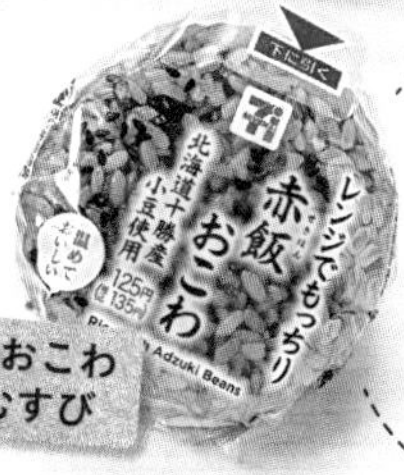

赤飯おこわ
おむすび

P 4.6g
F 1.1g
C 50.4g
227kcal

飽きたときの

メニュー置き換え例

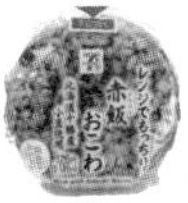

赤飯おこわ
おむすび

＋

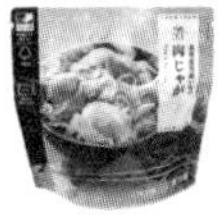

肉じゃが

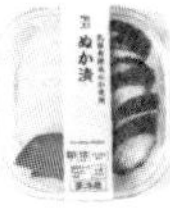

ぬか漬

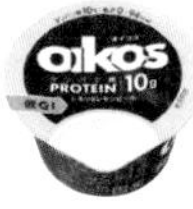

オイコス レモン

→ 置き換え

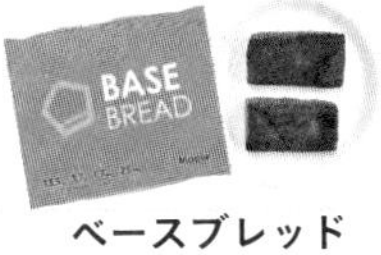

ベースブレッド
メープル(2個入り)

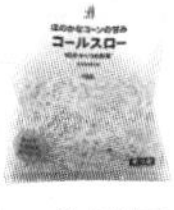

コールスロー
(1袋130g入り)

＋

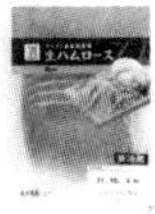

生ハム
ロース
(1袋43g入り)

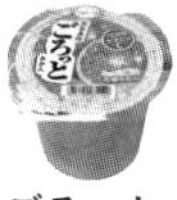

ごろっと
みかんゼリー

	カロリー(kcal)	P(たんぱく質)	F(脂質)	C(炭水化物)
朝合計	557kcal	25g	7.6g	99.8g

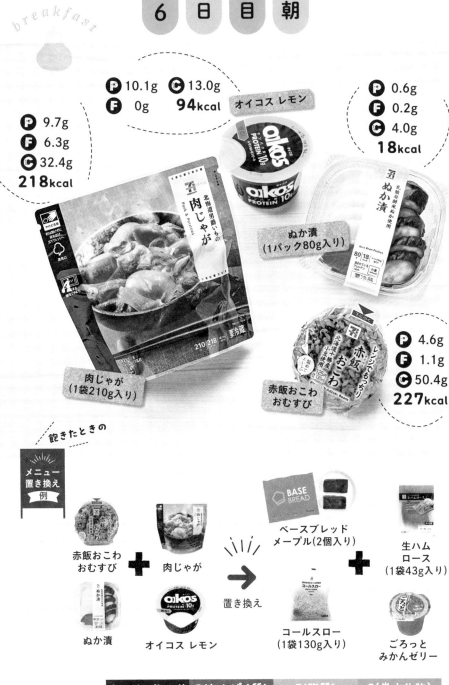

lunch

6日目昼

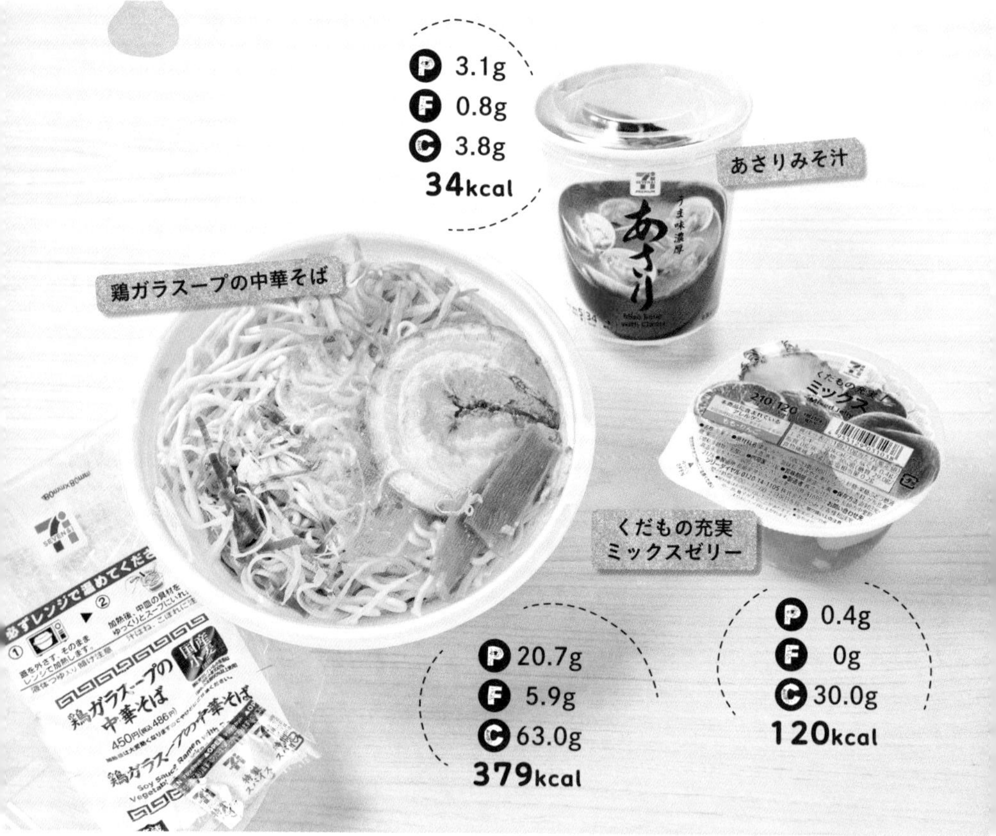

あさりみそ汁

P 3.1g
F 0.8g
C 3.8g
34kcal

鶏ガラスープの中華そば

P 20.7g
F 5.9g
C 63.0g
379kcal

くだもの充実
ミックスゼリー

P 0.4g
F 0g
C 30.0g
120kcal

飽きたときの

メニュー
置き換え
例

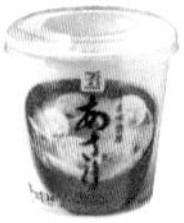

あさりみそ汁

＋

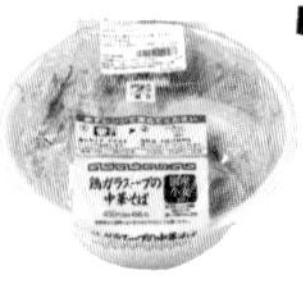

鶏ガラスープの
中華そば

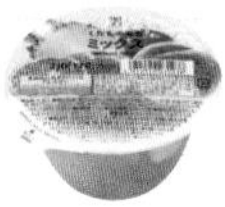

くだもの充実
ミックスゼリー

→ 置き換え

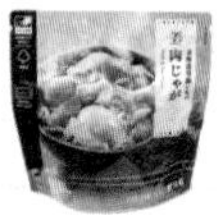

肉じゃが
(1袋210g入り)

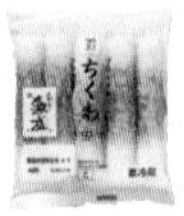

ちくわ
(1袋5本105g入り)

＋

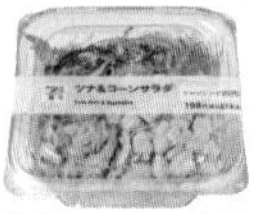

ツナ&コーンサラダ
(1カップ)

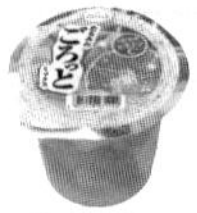

たらみの
ごろっと
ミックスゼリー

	カロリー(kcal)	P(たんぱく質)	F(脂質)	C(炭水化物)
昼合計	533kcal	24.2g	6.7g	96.8g

dinner

6日目夜

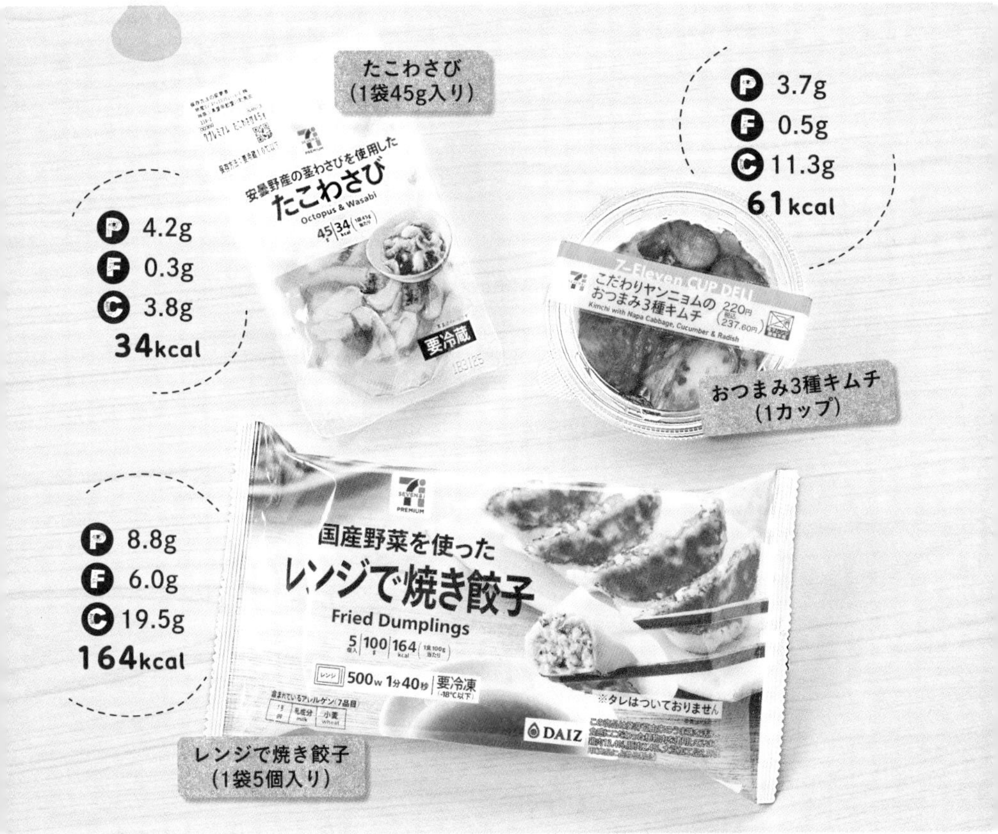

たこわさび
(1袋45g入り)

P 4.2g
F 0.3g
C 3.8g
34kcal

おつまみ3種キムチ
(1カップ)

P 3.7g
F 0.5g
C 11.3g
61kcal

レンジで焼き餃子
(1袋5個入り)

P 8.8g
F 6.0g
C 19.5g
164kcal

飽きたときの

メニュー置き換え例

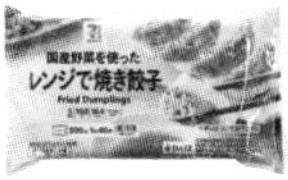

レンジで焼き餃子

＋

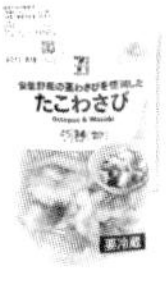

たこわさび

→ 置き換え

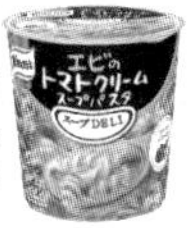

クノール スープデリ
エビのトマトクリーム
スープパスタ

＋

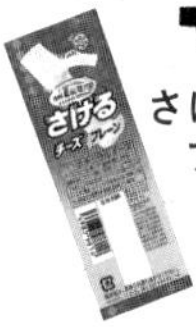

さけるチーズ
プレーン
(1本)

	カロリー(kcal)	P(たんぱく質)	F(脂質)	C(炭水化物)
夜合計	259kcal	16.7g	6.8g	34.6g
1日合計	1349kcal	65.9g	21.1g	231.2g

※設定数値(P.27)より－41kcal、たんぱく質－4.1g、脂質－1.9g、炭水化物が＋5.2g

7 日 目 朝

breakfast

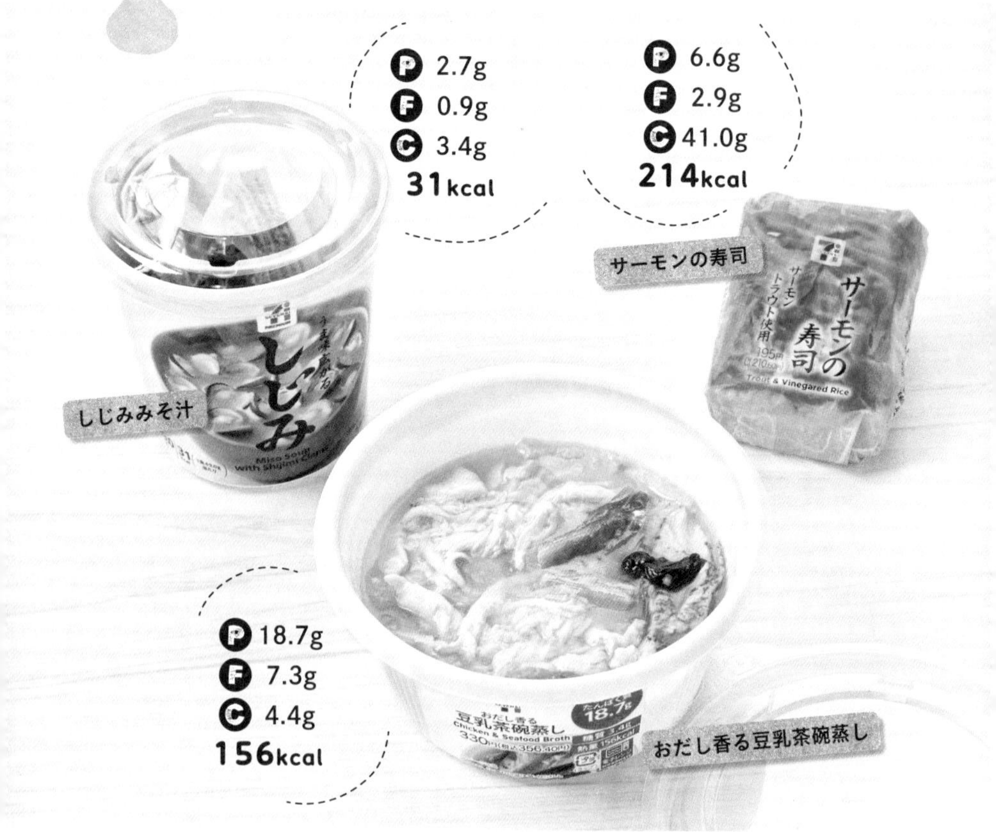

しじみみそ汁

P 2.7g
F 0.9g
C 3.4g
31kcal

サーモンの寿司

P 6.6g
F 2.9g
C 41.0g
214kcal

おだし香る豆乳茶碗蒸し

P 18.7g
F 7.3g
C 4.4g
156kcal

飽きたときの

メニュー置き換え例

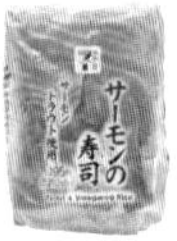

サーモンの寿司

置き換え

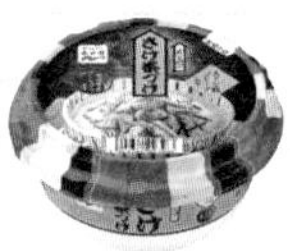

永谷園 さけ茶づけ
(1カップ128g入り)

	カロリー(kcal)	P(たんぱく質)	F(脂質)	C(炭水化物)
朝合計	401kcal	28g	11.1g	48.8g

lunch

7日目昼

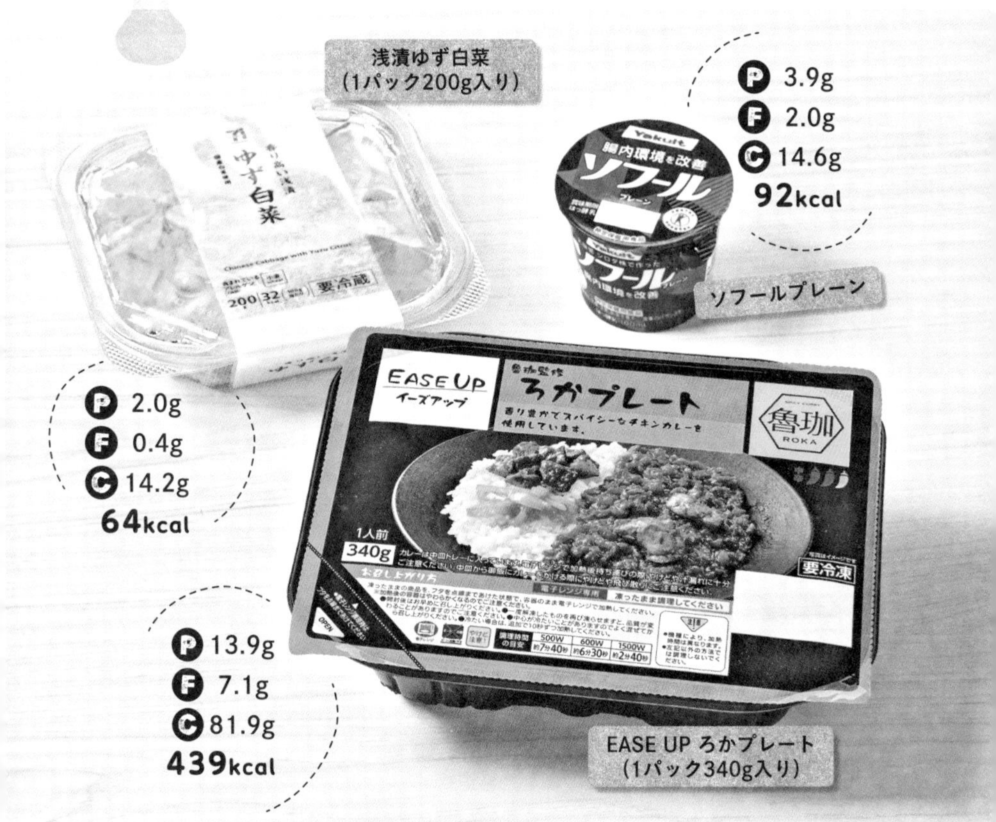

浅漬ゆず白菜
(1パック200g入り)

P 2.0g
F 0.4g
C 14.2g
64kcal

ソフールプレーン

P 3.9g
F 2.0g
C 14.6g
92kcal

EASE UP ろかプレート
(1パック340g入り)

P 13.9g
F 7.1g
C 81.9g
439kcal

飽きたときの

メニュー置き換え例

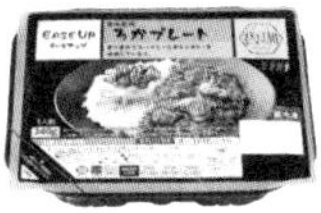

EASE UP
ろかプレート

＋

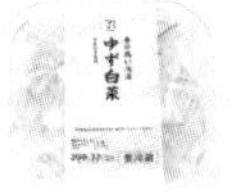

浅漬ゆず白菜

→ 置き換え

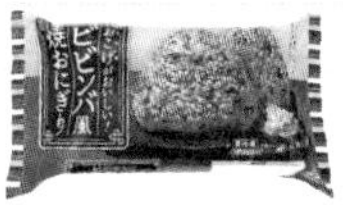

ビビンバ風焼おにぎり
(1袋2個入り)

＋

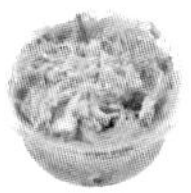

蒸し鶏と胡麻の
さっぱり春雨サラダ
(1カップ)

	カロリー(kcal)	P(たんぱく質)	F(脂質)	C(炭水化物)
昼合計	595kcal	19.8g	9.5g	110.7g

dinner

7日目夜

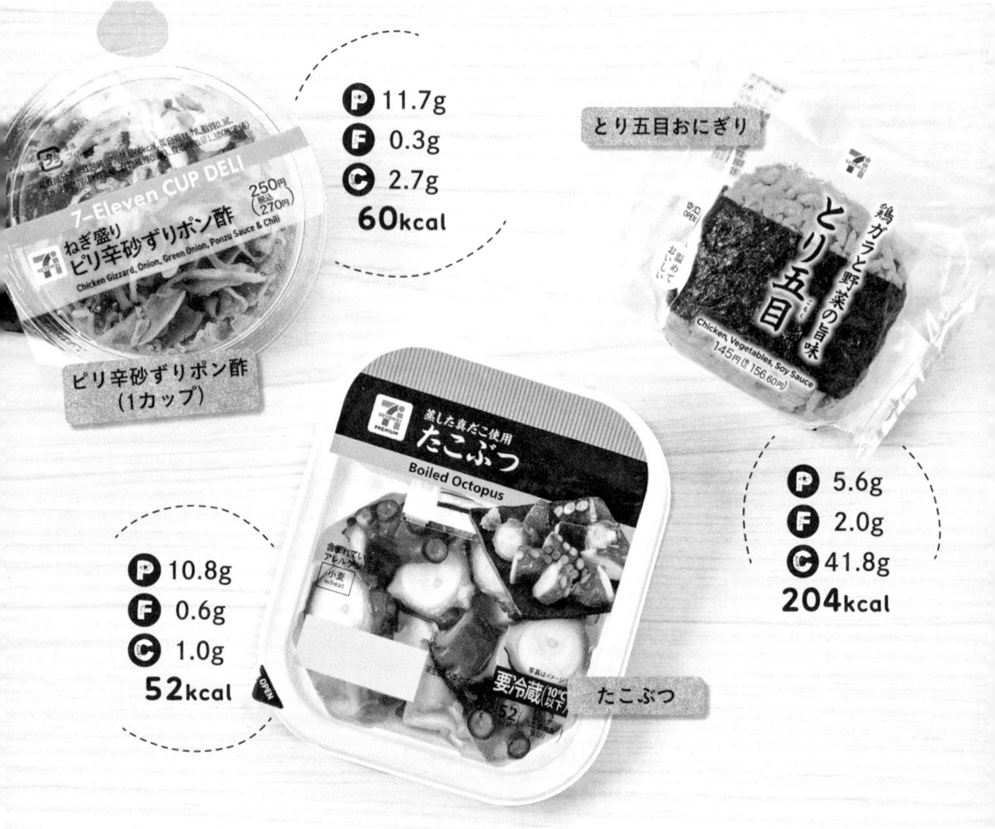

ピリ辛砂ずりポン酢（1カップ）

P 11.7g
F 0.3g
C 2.7g
60kcal

とり五目おにぎり

P 5.6g
F 2.0g
C 41.8g
204kcal

たこぶつ

P 10.8g
F 0.6g
C 1.0g
52kcal

飽きたときの

メニュー置き換え例

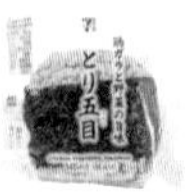

とり五目おにぎり

＋

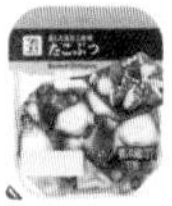

たこぶつ

→ 置き換え

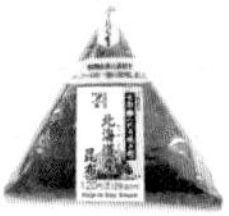

昆布おにぎり

＋

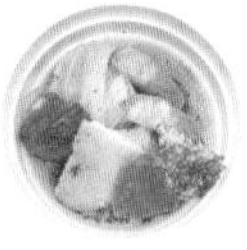

彩り野菜のポトフ

	カロリー(kcal)	P(たんぱく質)	F(脂質)	C(炭水化物)
夜合計	316kcal	28.1g	2.9g	45.5g
1日合計	1312kcal	75.9g	23.5g	205g

※設定数値(P.27)より－78kcal、たんぱく質＋5.9g、脂質＋0.5g、炭水化物が－21g

Column

クセづけたい成分表示チェック

同じ
メニューでも
商品によって
数値は異なる

冷凍と冷蔵で脂質が
3倍も異なる!!

good

P 8.8g
F 6.0g
C 19.5g
164kcal

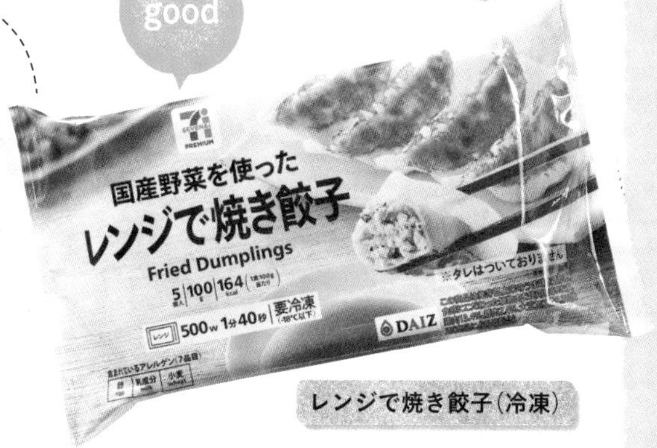

レンジで焼き餃子(冷凍)

アウト

P 11.9g
F 18.9g
C 38.7g
366kcal

皮が厚い分
炭水化物もUP!!

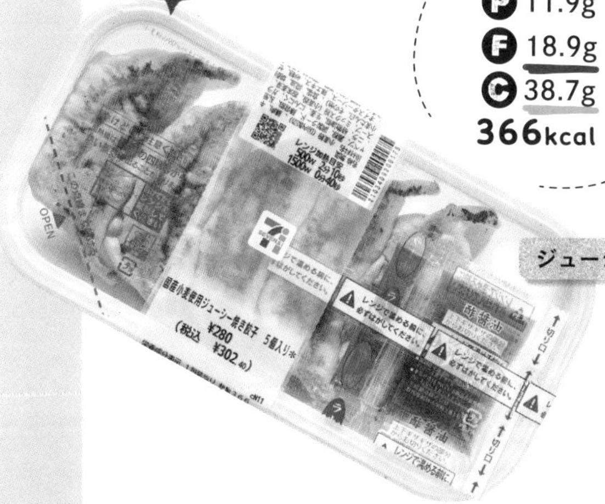

ジューシー焼き餃子(冷蔵)

※脂質の1日摂取目安量	23.1g	30.8g	46.3g

バナナ型

筋肉量が少なく1度太ると痩せづらい

たんぱく質を積極的に摂るタイプ

筋肉を維持するため、高たんぱく食が必須

バナナ型はたんぱく質の代謝がよく、かつては食べても太らないひょろっとしたバナナのような体型だった人に多く見受けられます。また、筋肉量が少ないため、一度太ると痩せづらい特徴があります。

洋梨型が「脂質制限」、りんご型が「糖質制限」とシンプルなのに対して、バナナ型は「高たんぱく食＋軽度の糖質制限＋全身の筋トレ＋軽度の有酸素運動」というダイエットの王道詰め合わせセットが課題として与えられます。

高たんぱく食材は同時に脂質も高くなりがちです。そのため高たんぱく低脂質の「サラダチキン」「カニカマ」「ちくわ」「イカ」「たこぶつ」「高たんぱく無脂肪ヨーグルト」などはバナナ型にとって神食材となります。

また、食事は1汁3菜のような和定食がバナナ型には適していると言われています。

アプリで計算

本書のバナナ型設定数値

- 性別：女性　●年齢：35歳　●身長：160cm
- 体重：60kg
- 活動量：1週間に軽い運動を1～2回
- 目的：減量したい

摂取可能カロリー　1390kcal

基礎代謝量　1264kcal

基礎消費カロリー　1738kcal

＼3大栄養素の配分ポイント／ バナナ型は

たんぱく質量多め

たんぱく質	脂質	炭水化物（糖質）
P 1g =4kcal	F 1g =9kcal	C 1g =4kcal
3割	2割	5割

3割：2割：5割

たんぱく質（P）

摂取可能カロリー

1390kcal×0.3

=417kcal

417kcal÷4kcal

=104g

1日の P たんぱく質摂取量目安

脂質（F）

摂取可能カロリー

1390kcal×0.2

=278kcal

278kcal÷9kcal

=30.8g

1日の F 脂質摂取量目安

炭水化物（C）

摂取可能カロリー

1390kcal×0.5

=695kcal

695kcal÷4kcal

=173.5g

1日の C 炭水化物摂取量目安

1日目朝

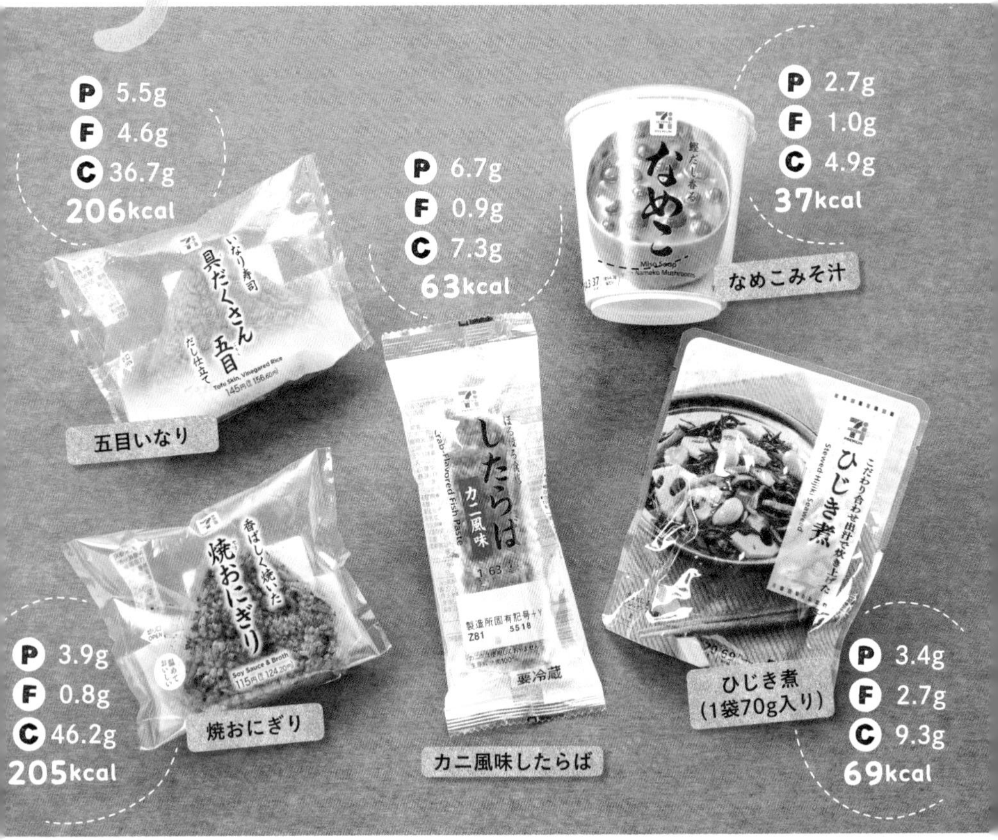

飽きたときの

メニュー置き換え例

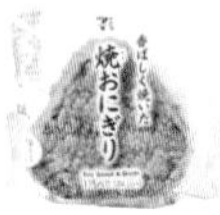

焼おにぎり

＋

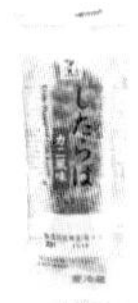

カニ風味
したらば

→ 置き換え

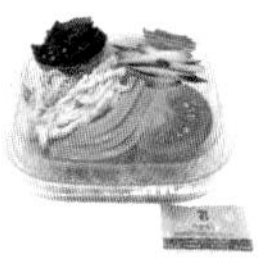

ミニ冷し中華

	カロリー(kcal)	P(たんぱく質)	F(脂質)	C(炭水化物)
朝合計	580kcal	22.2g	10g	104.4g

1日目昼

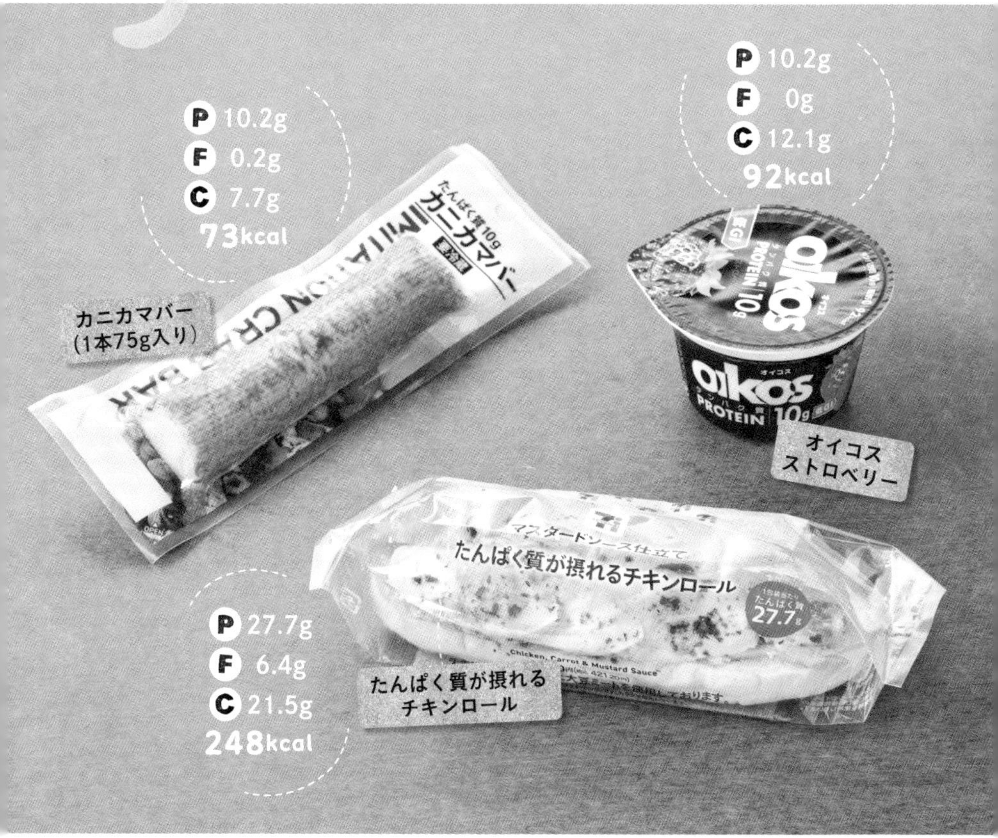

飽きたときの

メニュー置き換え例

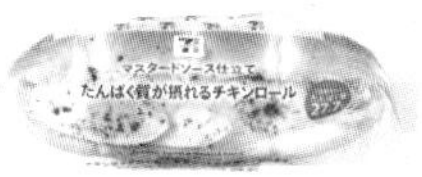

たんぱく質が摂れる
チキンロール

→ 置き換え

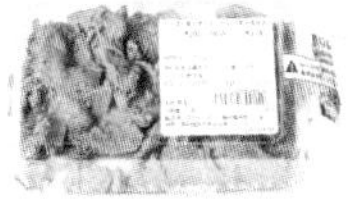

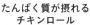

砂肝の黒胡椒焼き

	カロリー(kcal)	P(たんぱく質)	F(脂質)	C(炭水化物)
昼合計	413kcal	48.1g	6.6g	41.3g

1日目夜

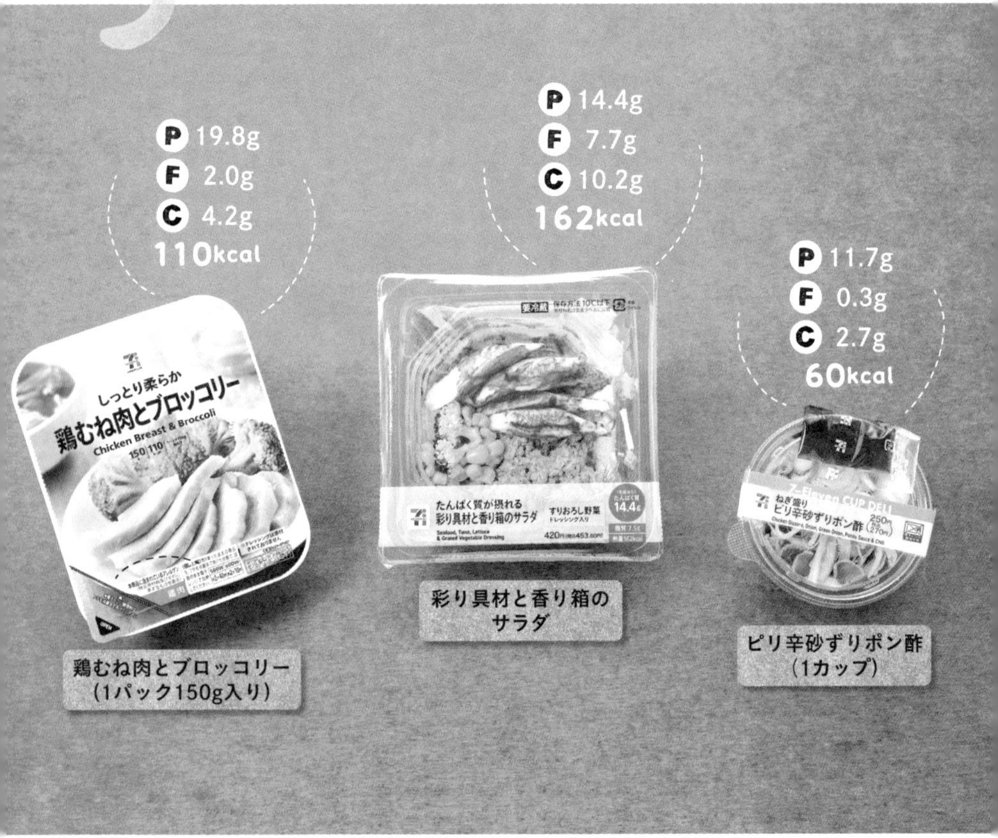

鶏むね肉とブロッコリー
(1パック150g入り)

彩り具材と香り箱の
サラダ

ピリ辛砂ずりポン酢
(1カップ)

飽きたときの

メニュー
置き換え
例

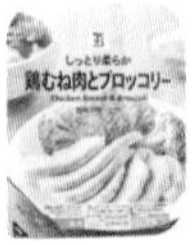

鶏むね肉と
ブロッコリー

＋

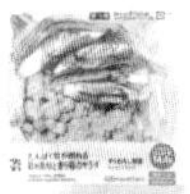

彩り具材と
香り箱のサラダ

→ 置き換え

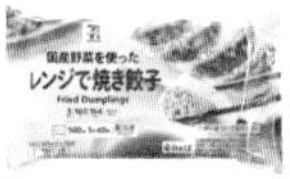

レンジで
焼き餃子
(1袋5個入り)

＋

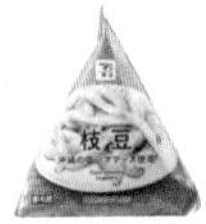

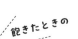

枝豆
(1袋125g入り)

	カロリー(kcal)	P(たんぱく質)	F(脂質)	C(炭水化物)
夜合計	332kcal	45.9g	10g	17.1g
1日合計	1325kcal	116.2g	26.6g	162.8g

※設定数値(P.51)より－65kcal、たんぱく質＋12.2g、脂質－4.4g、炭水化物が－11.2g

2日目朝

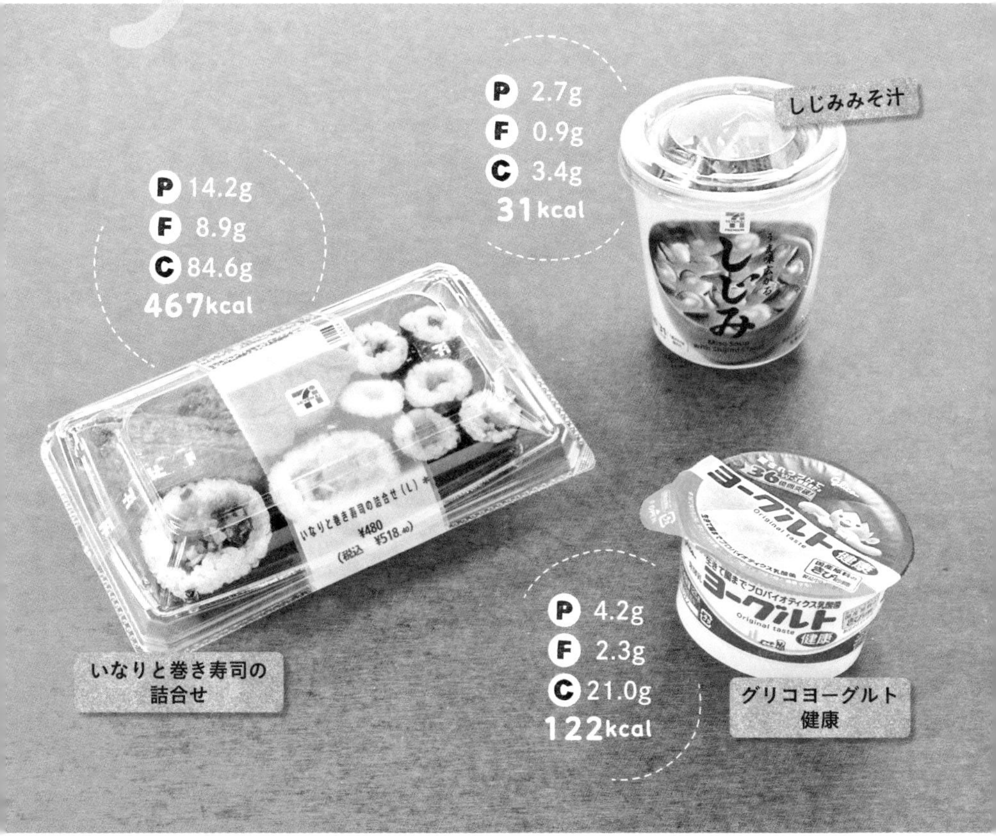

P 2.7g
F 0.9g
C 3.4g
31kcal
しじみみそ汁
P 14.2g
F 8.9g
C 84.6g
467kcal
いなりと巻き寿司の詰合せ(L)
¥480
(税込 ¥518.40)
P 4.2g
F 2.3g
C 21.0g
122kcal
ヨーグルト
Original taste
健康
いなりと巻き寿司の詰合せ
グリコヨーグルト健康

飽きたときの

メニュー置き換え例

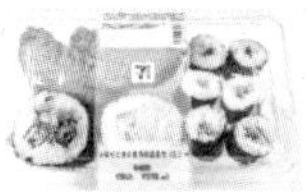

いなりと巻き寿司の詰合せ

＋

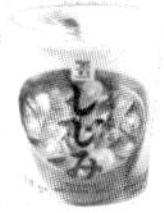

しじみみそ汁

→ 置き換え

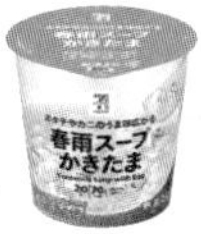

春雨スープかきたま

＋

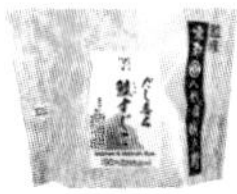

鮭すじこおにぎり

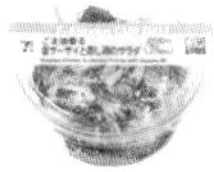

ごま油香る塩ザーサイと蒸し鶏のサラダ(1カップ)

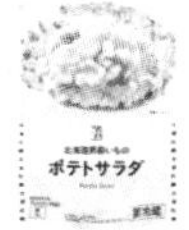

ポテトサラダ(1袋120g入り)

	カロリー(kcal)	P(たんぱく質)	F(脂質)	C(炭水化物)
朝合計	620kcal	21.1g	12.1g	109g

2日目昼

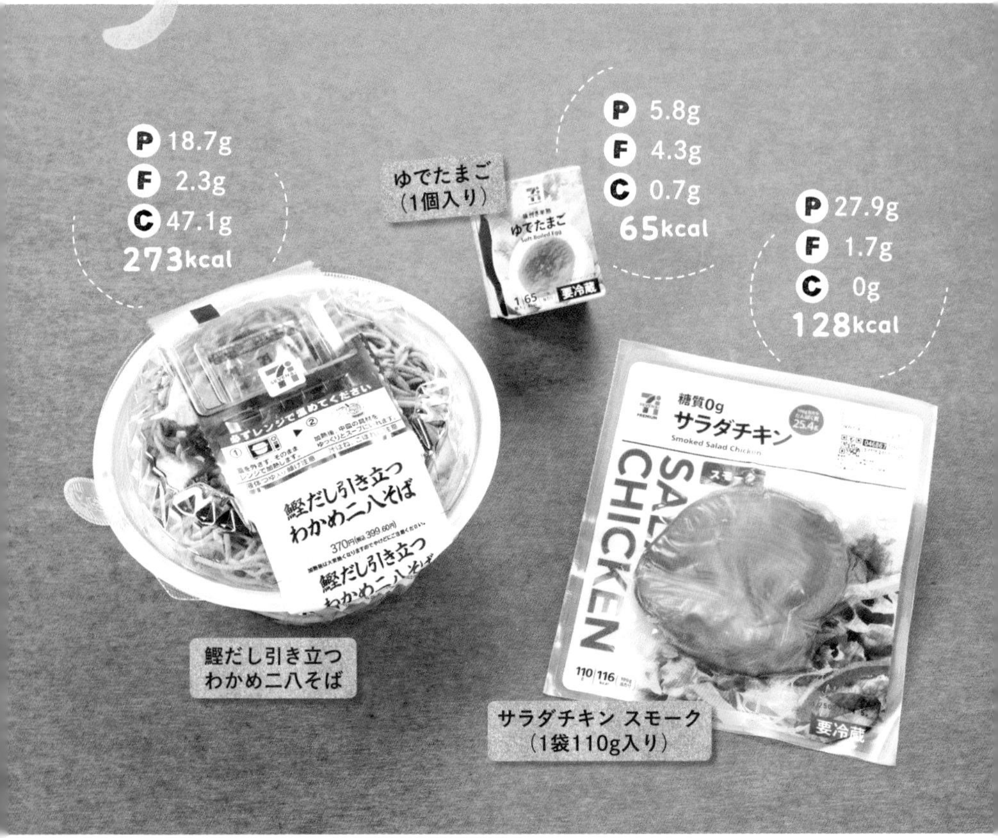

飽きたときの

メニュー置き換え例

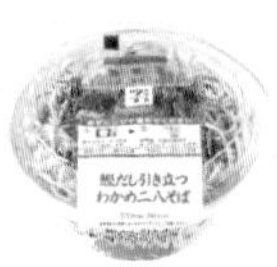

鰹だし引き立つ
わかめ二八そば

置き換え

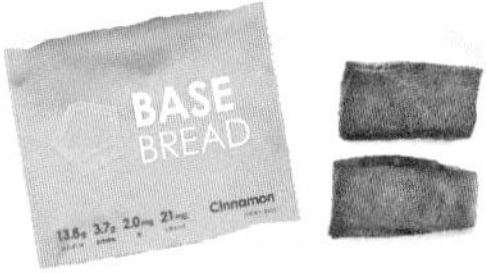

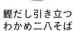

ベースブレッドシナモン
(2個入り)

	カロリー(kcal)	P(たんぱく質)	F(脂質)	C(炭水化物)
昼合計	466kcal	52.4g	8.3g	47.8g

2 日 目 夜

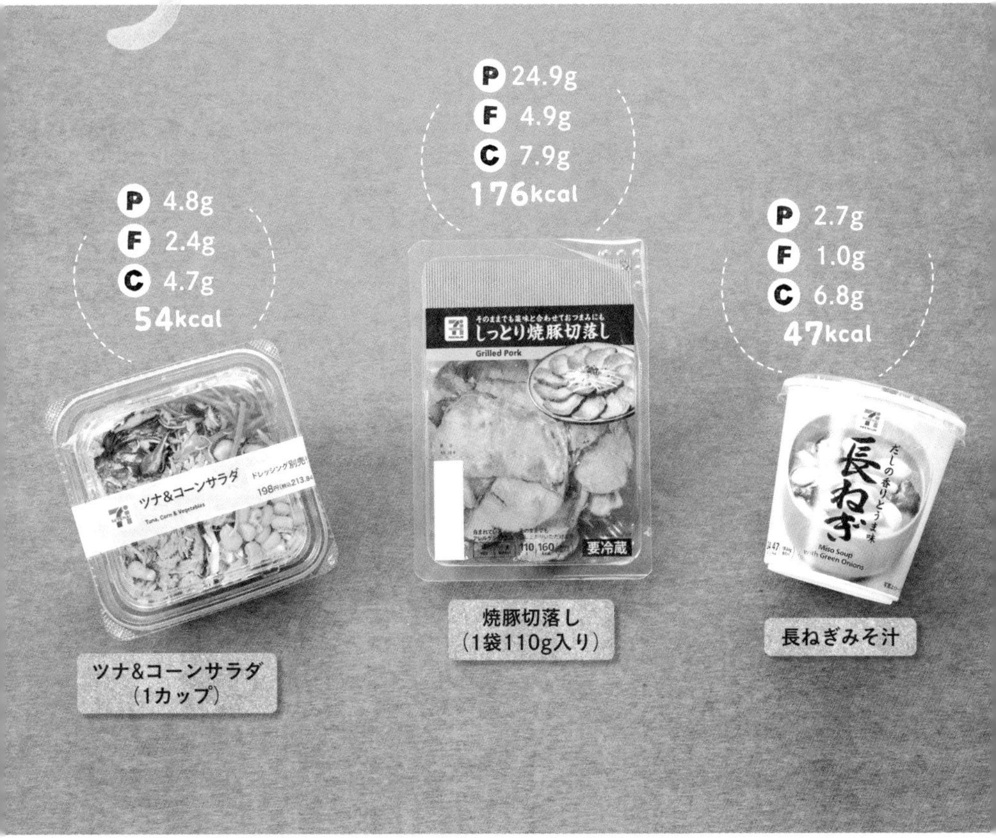

飽きたときの

メニュー
置き換え
例

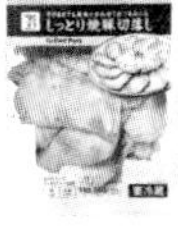

焼豚切落し

置き換え

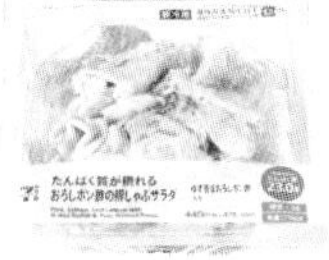

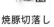

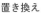

豚しゃぶサラダ

	カロリー(kcal)	P(たんぱく質)	F(脂質)	C(炭水化物)
夜合計	277kcal	32.4g	8.3g	19.4g
1日合計	1363kcal	105.9g	28.7g	176.2g

※設定数値(P.51)より－27kcal、たんぱく質＋1.9g、脂質－2.3g、炭水化物が＋2.2g

3日目朝

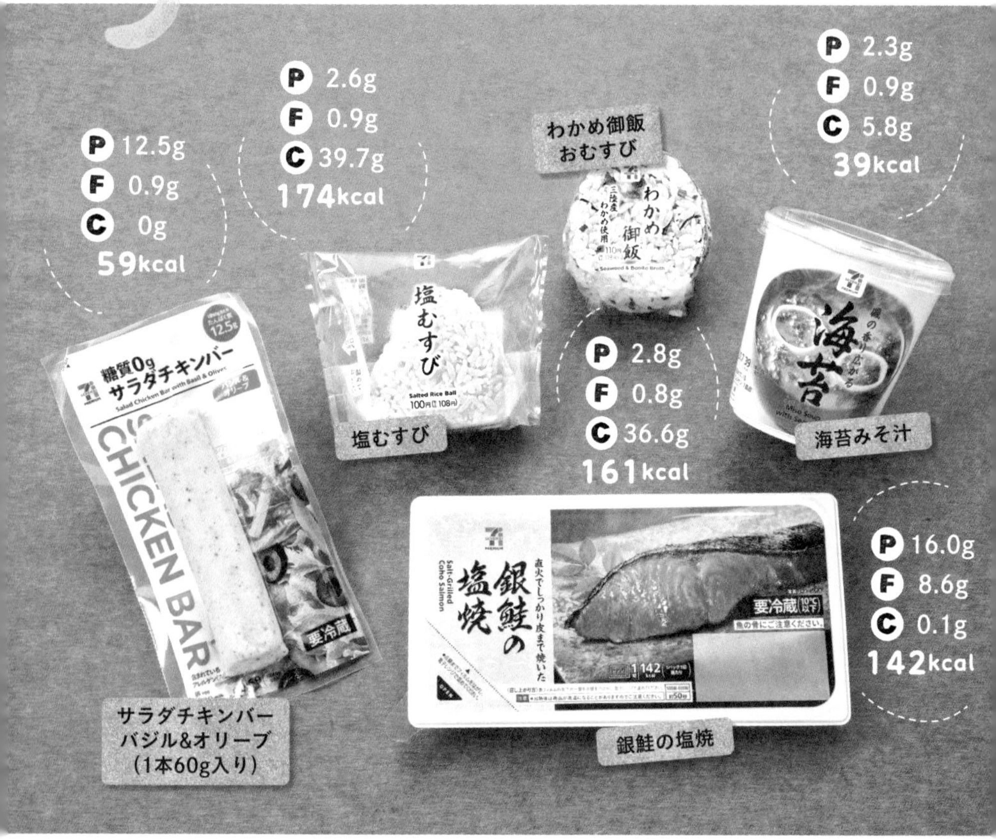

飽きたときの

メニュー置き換え例

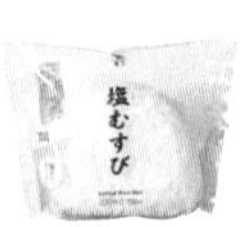

塩むすび

＋

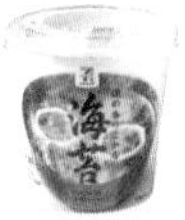

海苔みそ汁

→ 置き換え

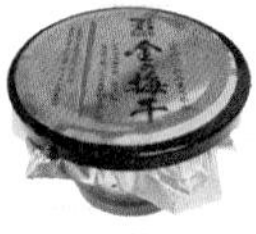

金の梅干
(1カップ100g入り)

＋

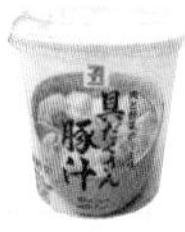

具だくさん
豚汁

	カロリー(kcal)	P(たんぱく質)	F(脂質)	C(炭水化物)
朝合計	575kcal	36.2g	12.1g	82.2g

3日目昼

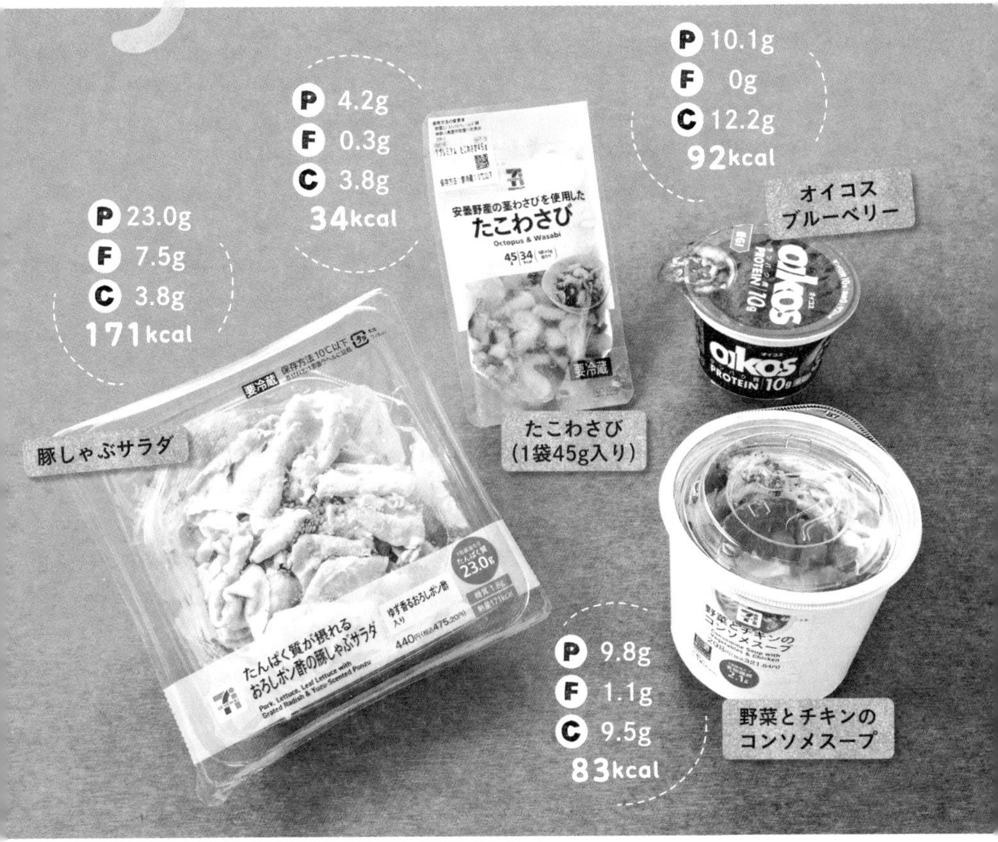
P 23.0g
F 7.5g
C 3.8g
171kcal
豚しゃぶサラダ
たんぱく質が摂れる
おろしポン酢の豚しゃぶサラダ
P 4.2g
F 0.3g
C 3.8g
34kcal
安曇野産の茎わさびを使用した
たこわさび
Octopus & Wasabi
たこわさび
(1袋45g入り)
P 10.1g
F 0g
C 12.2g
92kcal
オイコス
ブルーベリー
oikos
PROTEIN 10g
P 9.8g
F 1.1g
C 9.5g
83kcal
野菜とチキンのコンソメスープ
野菜とチキンの
コンソメスープ

飽きたときの

メニュー
置き換え
例

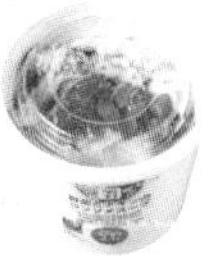

野菜とチキンの
コンソメスープ

置き換え

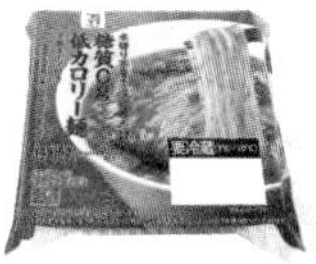

糖質0g低カロリー麺
辛麺スープ付き

	カロリー(kcal)	P(たんぱく質)	F(脂質)	C(炭水化物)
昼合計	380kcal	47.1g	8.9g	29.3g

3日目夜

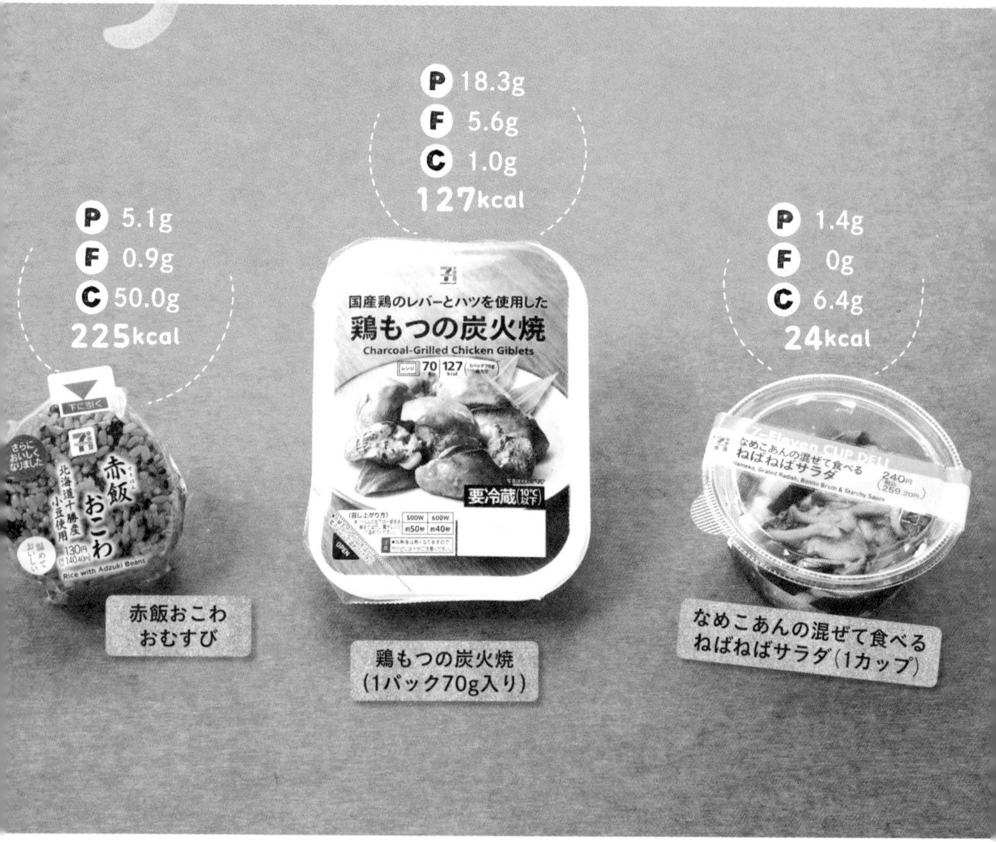

飽きたときの

メニュー
置き換え
例

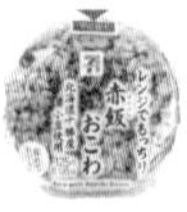

赤飯おこわ
おむすび

＋

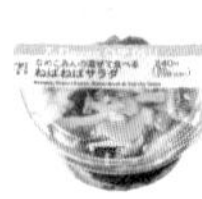

なめこあんの
混ぜて食べる
ねばねばサラダ

→ 置き換え

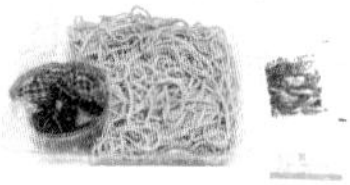

新そば

＋

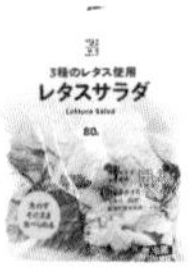

レタスサラダ
(1袋80g入り)

	カロリー(kcal)	P(たんぱく質)	F(脂質)	C(炭水化物)
夜合計	376kcal	24.8g	6.5g	57.4g
1日合計	1331kcal	108.1g	27.5g	168.9g

※設定数値(P.51)より－59kcal、たんぱく質＋4.1g、脂質－3.5g、炭水化物が－5.1g

4日目朝

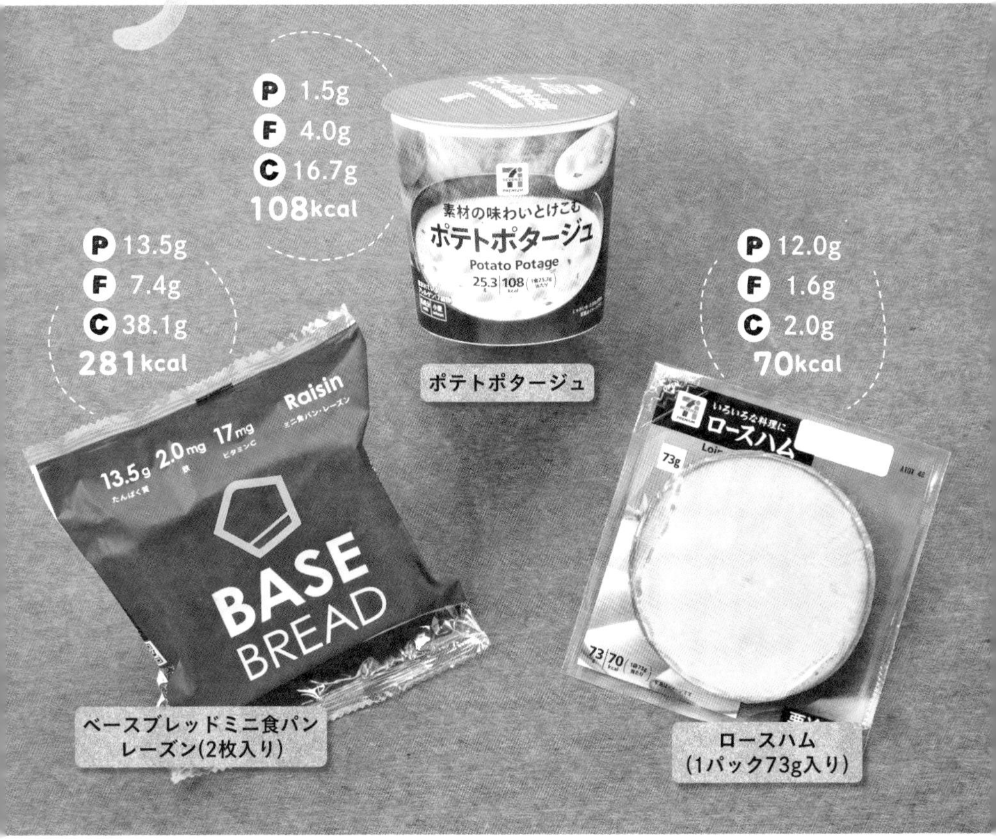

P 1.5g
F 4.0g
C 16.7g
108kcal

ポテトポタージュ

P 13.5g
F 7.4g
C 38.1g
281kcal

ベースブレッドミニ食パン
レーズン(2枚入り)

P 12.0g
F 1.6g
C 2.0g
70kcal

ロースハム
(1パック73g入り)

飽きたときの

メニュー
置き換え
例

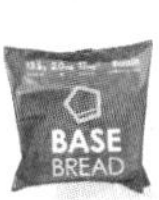

ベースブレッド
ミニ食パンレーズン

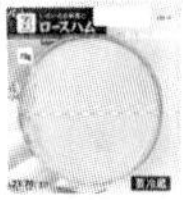

ロースハム

＋

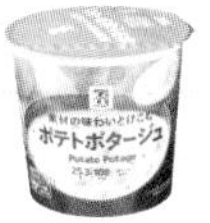

ポテト
ポタージュ

→ 置き換え

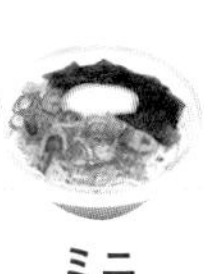

ミニ
温そうめん

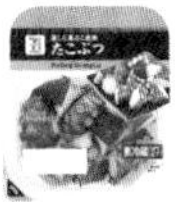

たこぶつ

＋

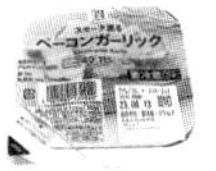

ベーコン
ガーリック
(1パック40g入り)

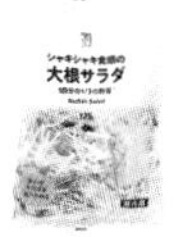

大根サラダ
(1袋125g入り)

	カロリー(kcal)	P(たんぱく質)	F(脂質)	C(炭水化物)
朝合計	459kcal	27g	13g	56.8g

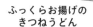

4日目昼

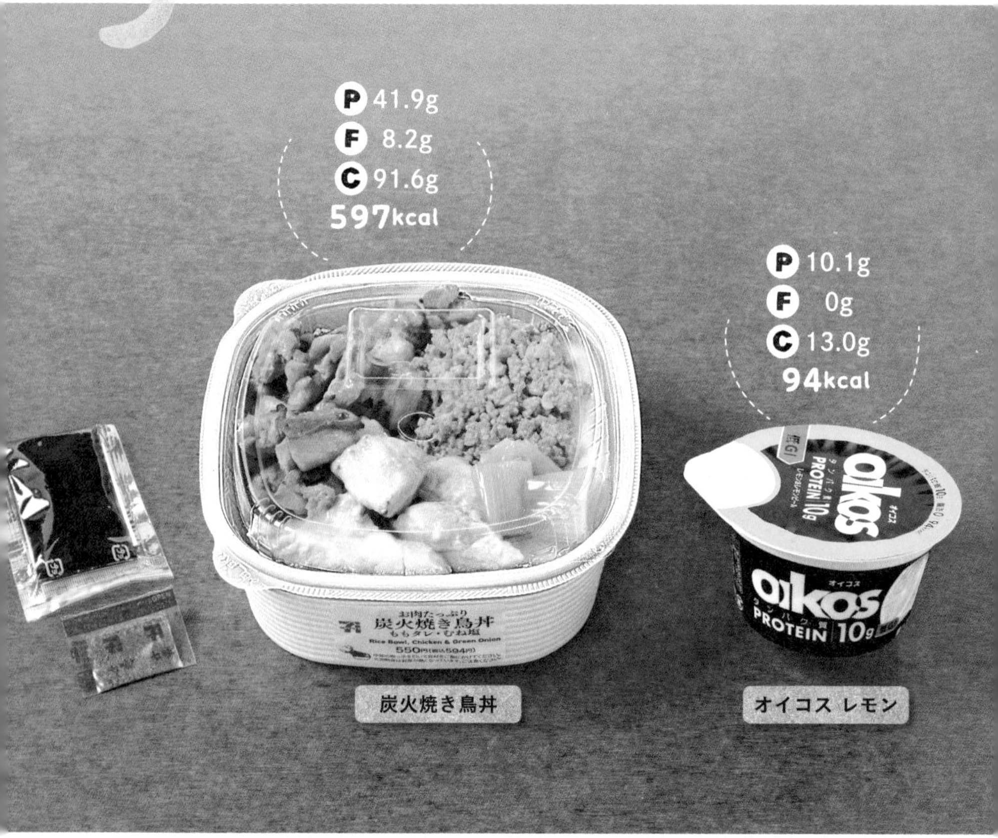

P 41.9g
F 8.2g
C 91.6g
597kcal
P 10.1g
F 0g
C 13.0g
94kcal
お肉たっぷり
炭火焼き鳥丼
ももタレ・むね塩
Rice Bowl, Chicken & Green Onion
oikos
PROTEIN 10g
炭火焼き鳥丼
オイコス レモン

飽きたときの

メニュー置き換え例

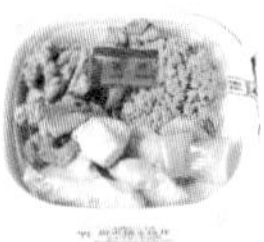

炭火焼き鳥丼

→ 置き換え

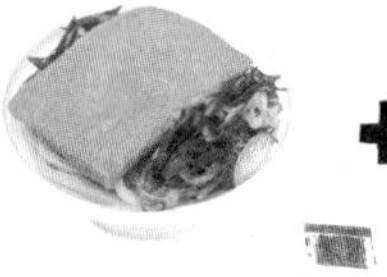

ふっくらお揚げのきつねうどん

＋

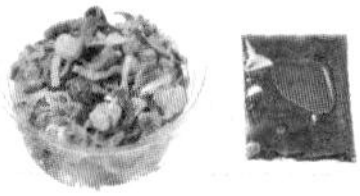

ピリ辛砂ずりポン酢（1カップ）

	カロリー(kcal)	P(たんぱく質)	F(脂質)	C(炭水化物)
昼合計	691kcal	52g	8.2g	104.6g

4日目夜

dinner

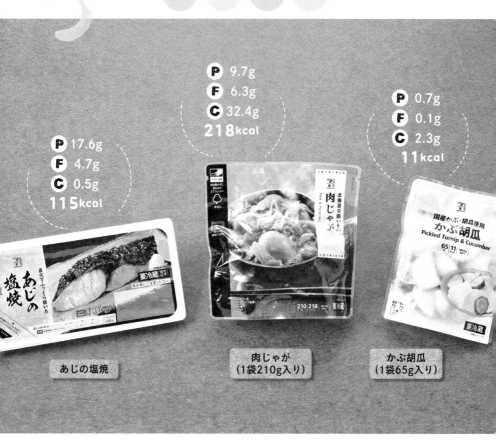

P 17.6g
F 4.7g
C 0.5g
115kcal

あじの塩焼

P 9.7g
F 6.3g
C 32.4g
218kcal

肉じゃが
(1袋210g入り)

P 0.7g
F 0.1g
C 2.3g
11kcal

かぶ胡瓜
(1袋65g入り)

飽きたときの

メニュー
置き換え
例

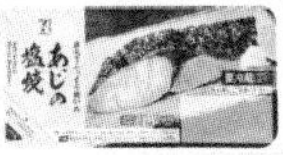

あじの塩焼

肉じゃが

かぶ胡瓜

置き換え

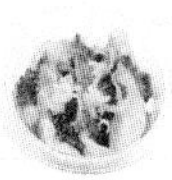

ピリ辛水餃子(3個入り)

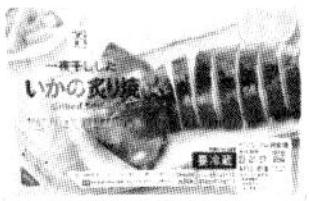

いかの炙り焼

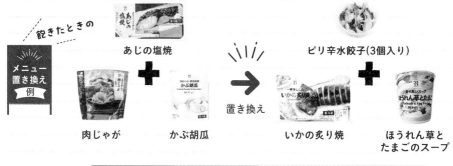

ほうれん草と
たまごのスープ

	カロリー(kcal)	P(たんぱく質)	F(脂質)	C(炭水化物)
夜合計	344kcal	28g	11.1g	35.2g
1日合計	1494kcal	107g	32.3g	196.6g

※設定数値(P.51)より＋104kcal、たんぱく質＋3g、脂質＋1.3g、炭水化物が＋22.6g

5日目朝

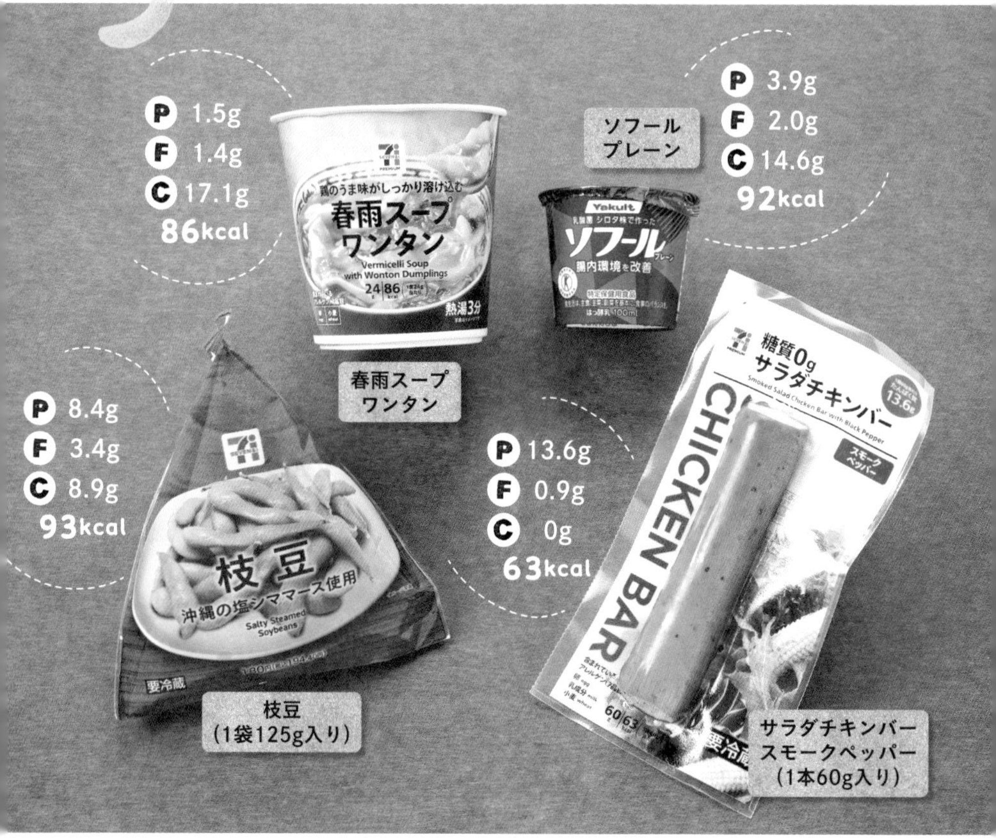

飽きたときの

メニュー
置き換え
例

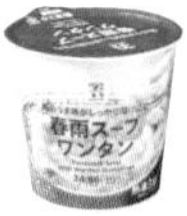

春雨スープ
ワンタン

＋

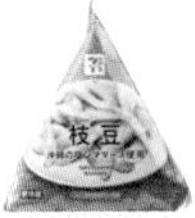

枝豆

→ 置き換え

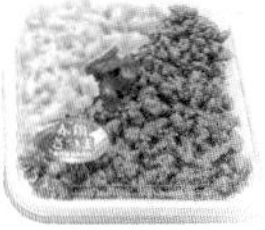

一膳ごはん
赤鶏さつま
肉そぼろとだしご飯

	カロリー(kcal)	P(たんぱく質)	F(脂質)	C(炭水化物)
朝合計	334kcal	27.4g	7.7g	40.6g

5日目昼

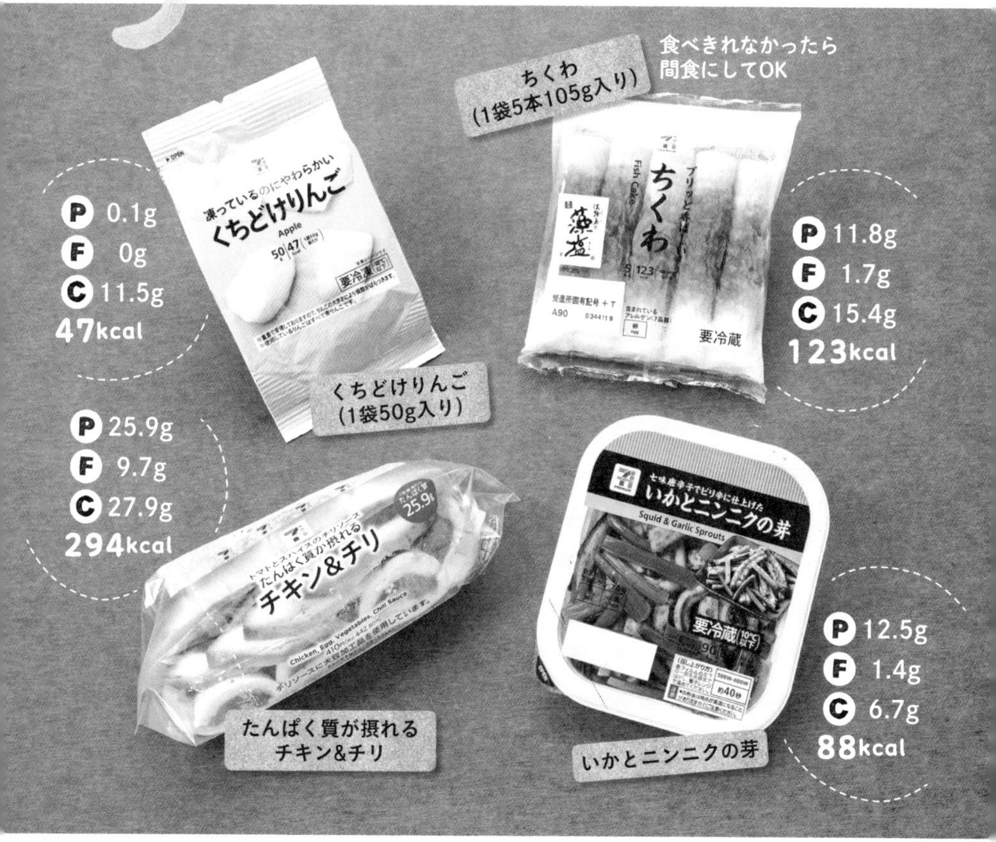

飽きたときの

メニュー
置き換え
例

たんぱく質が摂れる
チキン&チリ

くちどけりんご

＋

ちくわ

→ 置き換え

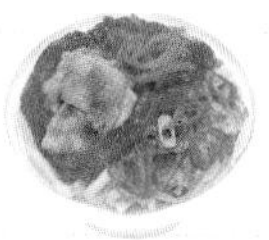

だし香るコク旨
カレーうどん

＋

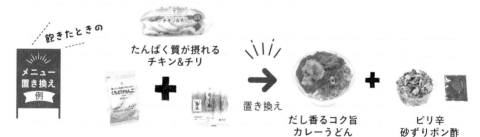

ピリ辛
砂ずりポン酢
(1カップ)

	カロリー(kcal)	P(たんぱく質)	F(脂質)	C(炭水化物)
昼合計	552kcal	50.3g	12.8g	61.5g

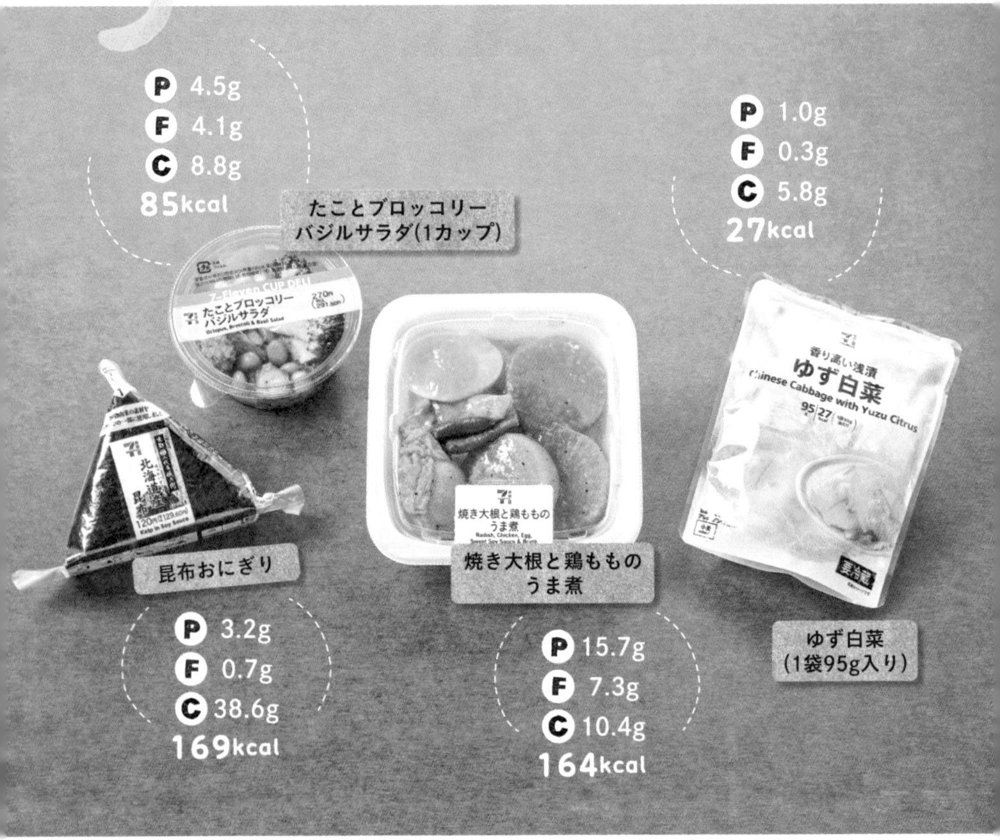

飽きたときの

メニュー
置き換え
例

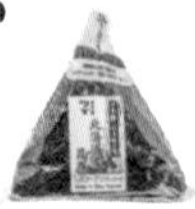

昆布おにぎり

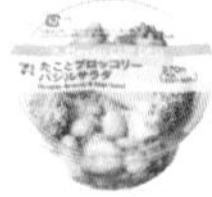

たことブロッコリー
バジルサラダ

＋

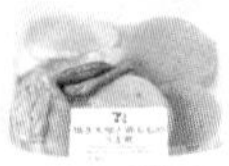

焼き大根と
鶏ももものうま煮

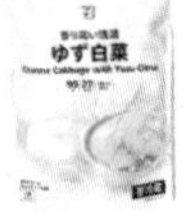

ゆず白菜

→ 置き換え

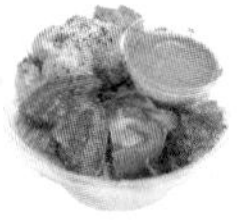

海老と
トマトの
パスタサラダ

＋

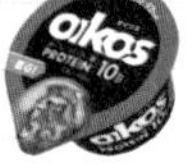

オイコス
ブルーベリー

	カロリー(kcal)	P(たんぱく質)	F(脂質)	C(炭水化物)
夜合計	445kcal	24.4g	12.4g	63.6g
1日合計	1331kcal	102.1g	32.9g	165.7g

※設定数値(P.51)より－59kcal、たんぱく質－1.9g、脂質＋1.9g、炭水化物が－8.3g

6日目朝

breakfast

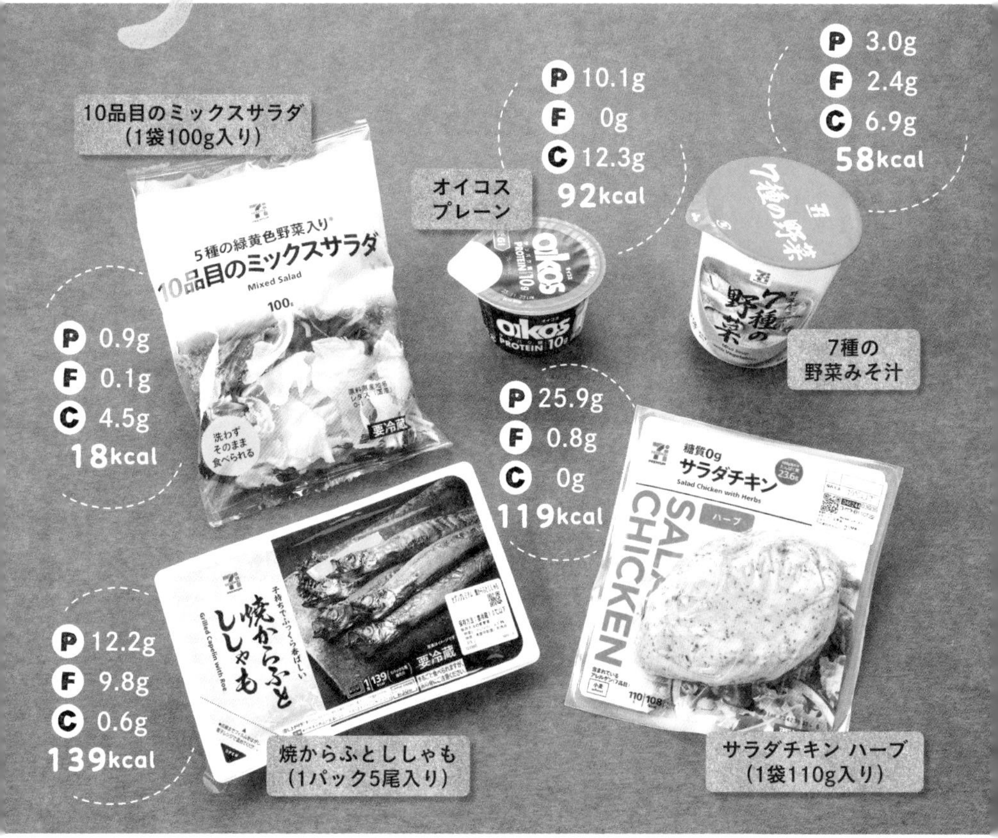

10品目のミックスサラダ
(1袋100g入り)
P 0.9g
F 0.1g
C 4.5g
18kcal
オイコス
プレーン
P 10.1g
F 0g
C 12.3g
92kcal
P 3.0g
F 2.4g
C 6.9g
58kcal
7種の
野菜みそ汁
P 25.9g
F 0.8g
C 0g
119kcal
P 12.2g
F 9.8g
C 0.6g
139kcal
焼からふとししゃも
(1パック5尾入り)
サラダチキン ハーブ
(1袋110g入り)

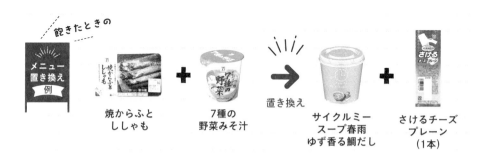

飽きたときの

メニュー
置き換え
例

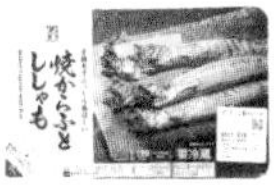

焼からふと
ししゃも

＋

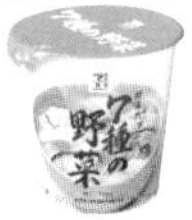

7種の
野菜みそ汁

→ 置き換え

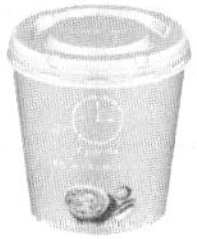

サイクルミー
スープ春雨
ゆず香る鯛だし

＋

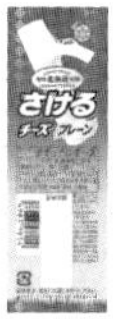

さけるチーズ
プレーン
(1本)

	カロリー(kcal)	P(たんぱく質)	F(脂質)	C(炭水化物)
朝合計	426kcal	52.1g	13.1g	24.3g

6日目昼

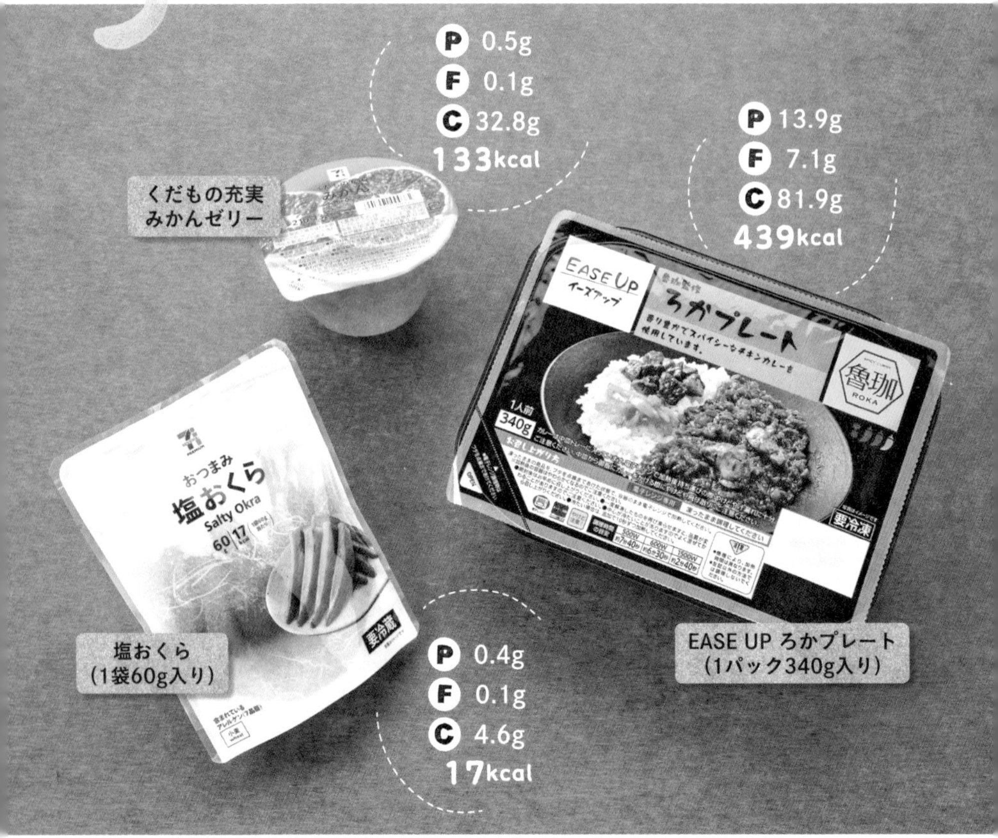

飽きたときの

メニュー置き換え例

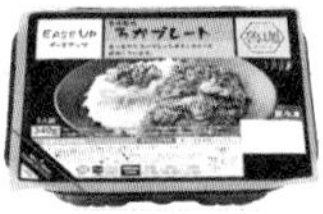

EASE UP
ろかプレート

→ 置き換え

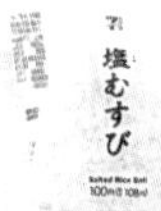

塩むすび

＋

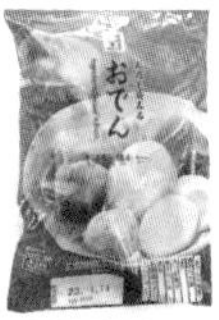

おでん
(1パック486g入り)

	カロリー(kcal)	P(たんぱく質)	F(脂質)	C(炭水化物)
昼合計	589kcal	14.8g	7.3g	119.3g

6日目夜

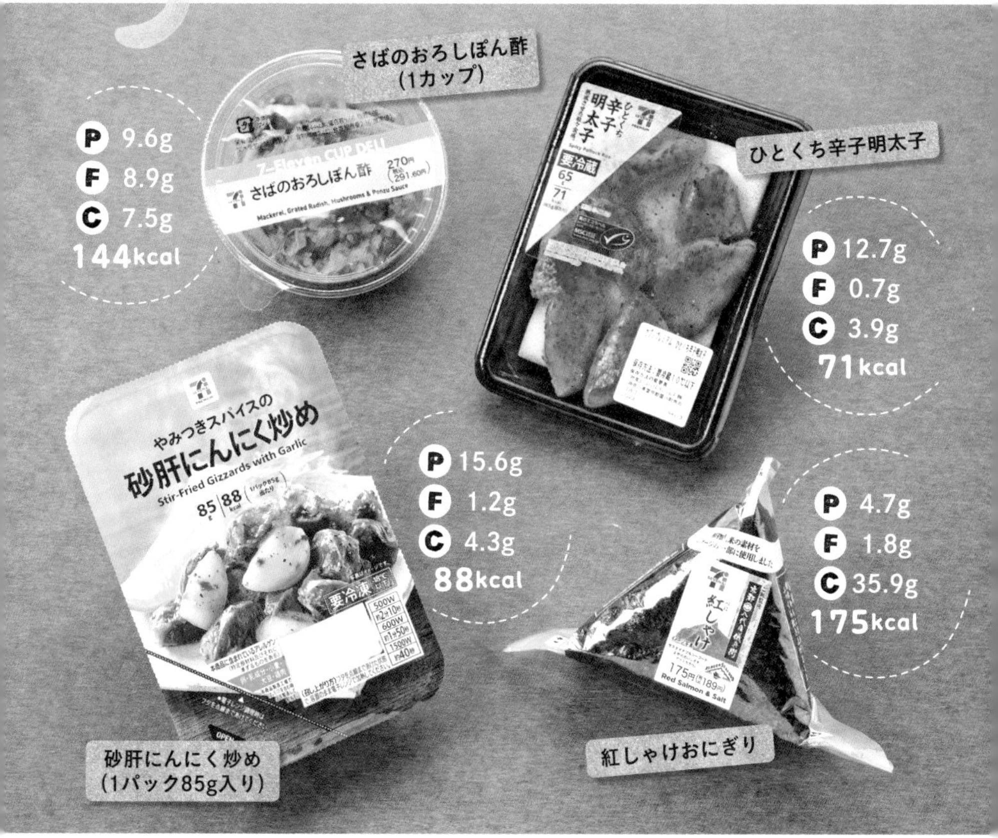

さばのおろしぽん酢
(1カップ)
P 9.6g
F 8.9g
C 7.5g
144kcal
7-Eleven CUP DELI
さばのおろしぽん酢
Mackerel, Grated Radish, Mushrooms & Ponzu Sauce
ひとくち辛子明太子
P 12.7g
F 0.7g
C 3.9g
71kcal
ひとくち辛子明太子
要冷蔵
やみつきスパイスの
砂肝にんにく炒め
Stir-Fried Gizzards with Garlic
要冷凍
P 15.6g
F 1.2g
C 4.3g
88kcal
紅しゃけ
Red Salmon & Salt
P 4.7g
F 1.8g
C 35.9g
175kcal
砂肝にんにく炒め
(1パック85g入り)
紅しゃけおにぎり

飽きたときの

メニュー
置き換え
例

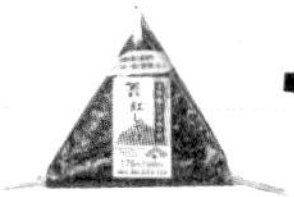

紅しゃけ
おにぎり

＋

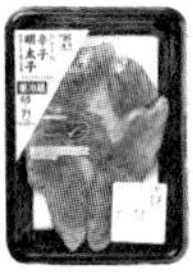

ひとくち
辛子明太子

→ 置き換え

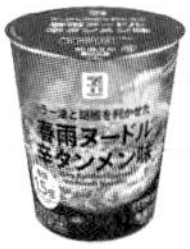

春雨ヌードル
辛タンメン味

＋

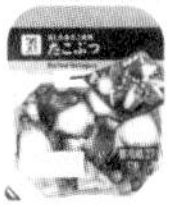

たこぶつ

	カロリー(kcal)	P(たんぱく質)	F(脂質)	C(炭水化物)
夜合計	478kcal	42.6g	12.6g	51.6g
1日合計	1493kcal	109.5g	33g	195.2g

※設定数値(P.51)より＋103kcal、たんぱく質＋5.5g、脂質＋2g、炭水化物が＋21.2g

7日目朝

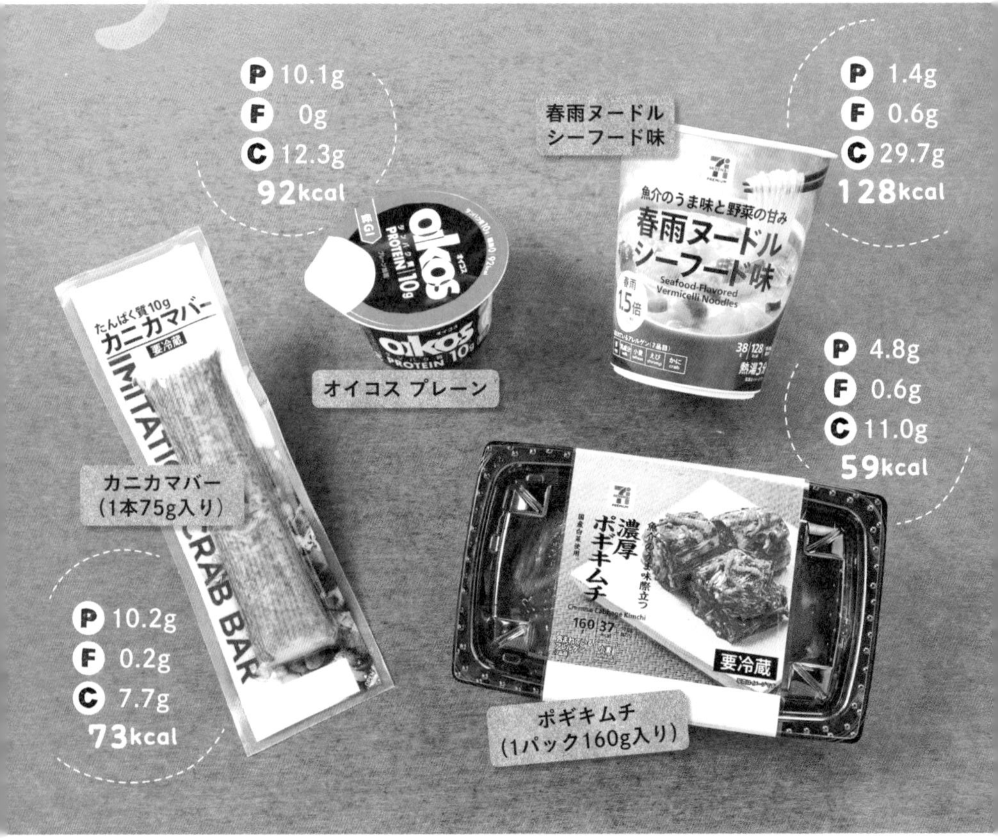

飽きたときの

メニュー置き換え例

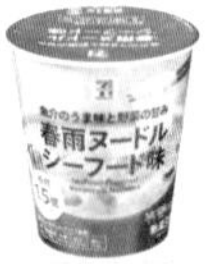

春雨ヌードル
シーフード味

＋

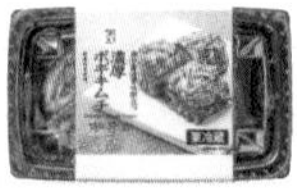

ポギキムチ

→ 置き換え

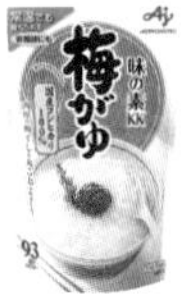

味の素 梅がゆ
(1パック250g入り)

＋

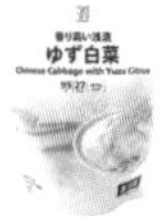

ゆず白菜
(1袋95g入り)

	カロリー(kcal)	P(たんぱく質)	F(脂質)	C(炭水化物)
朝合計	352kcal	26.5g	1.4g	60.7g

7日目昼

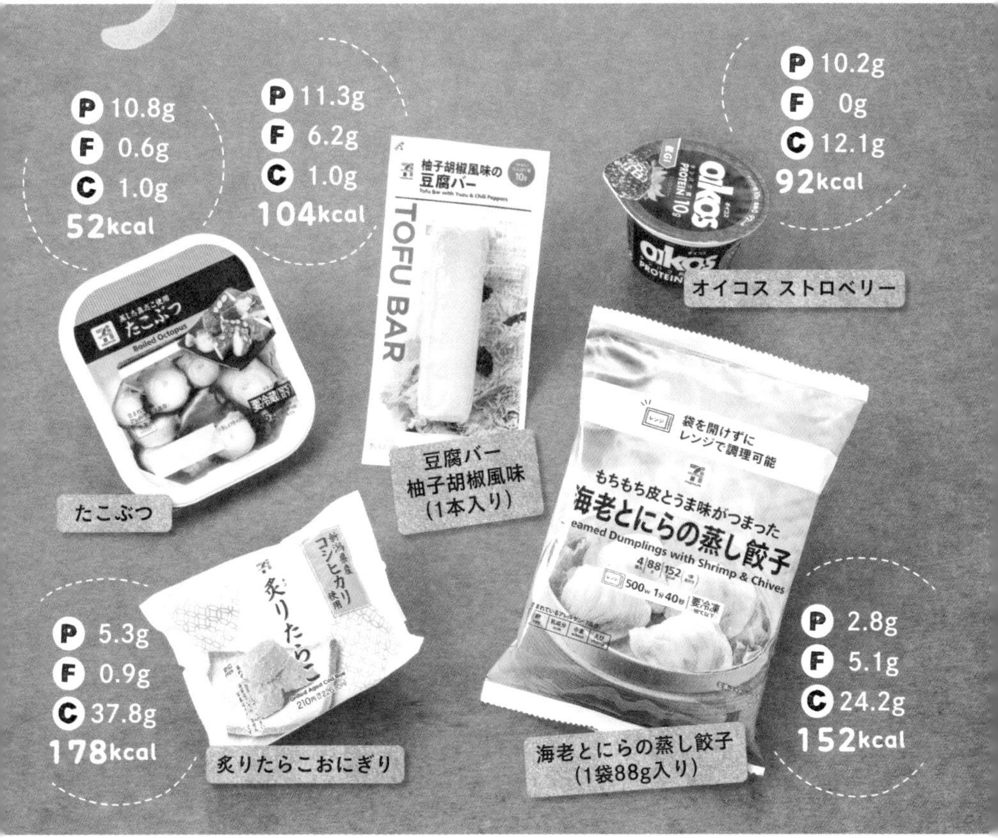

飽きたときの

メニュー置き換え例

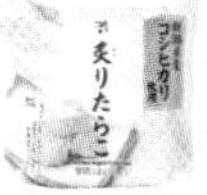

炙りたらこおにぎり

＋

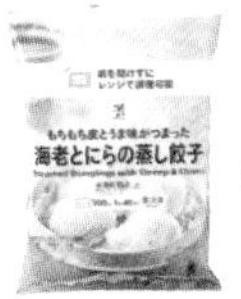

海老とにらの蒸し餃子

＋

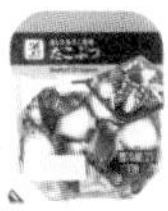

たこぶつ

→ 置き換え

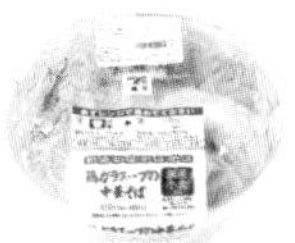

鶏ガラスープの中華そば

	カロリー(kcal)	P(たんぱく質)	F(脂質)	C(炭水化物)
昼合計	578kcal	40.4g	12.8g	76.1g

7日目夜

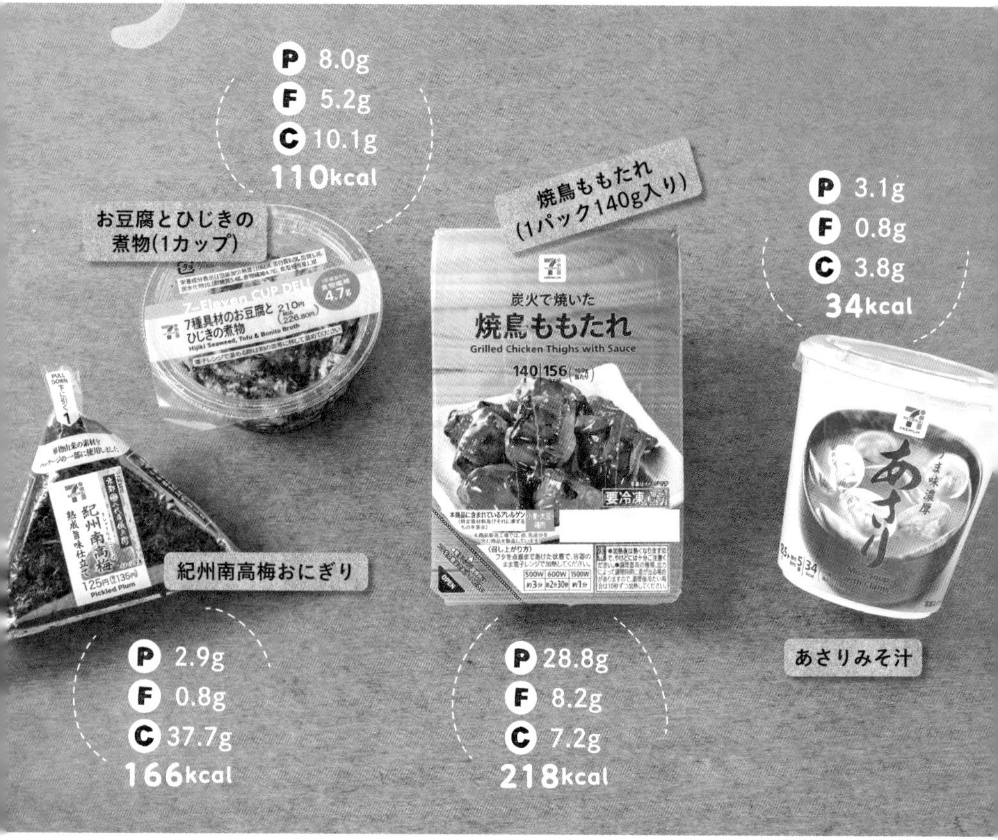

お豆腐とひじきの煮物(1カップ)
P 8.0g
F 5.2g
C 10.1g
110kcal
7種具材のお豆腐とひじきの煮物
Hijiki Seaweed, Tofu & Bonito Broth
焼鳥ももたれ(1パック140g入り)
炭火で焼いた
焼鳥ももたれ
Grilled Chicken Thighs with Sauce
要冷凍
P 28.8g
F 8.2g
C 7.2g
218kcal
紀州南高梅おにぎり
紀州南高梅
熟成旨味仕立て
Pickled Plum
P 2.9g
F 0.8g
C 37.7g
166kcal
あさりみそ汁
あさり
うま味濃厚
Miso Soup with Clams
P 3.1g
F 0.8g
C 3.8g
34kcal

飽きたときの

メニュー置き換え例

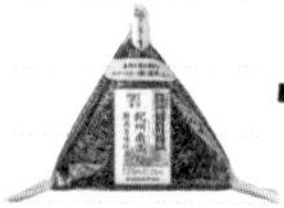

紀州南高梅おにぎり

＋

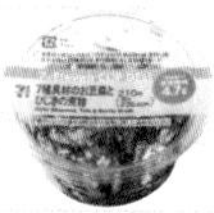

お豆腐とひじきの煮物

→ 置き換え

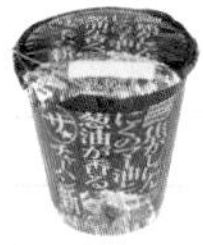

ザ★チャーハン(1カップ170g入り)

＋

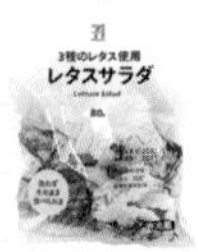

レタスサラダ(1袋80g入り)

	カロリー(kcal)	P(たんぱく質)	F(脂質)	C(炭水化物)
夜合計	528kcal	42.8g	15g	58.8g
1日合計	1458kcal	109.7g	29.2g	195.6g

※設定数値(P.51)より＋68kcal、たんぱく質＋5.7g、脂質－1.8g、炭水化物が＋21.6g

＼ クセづけたい成分表示チェック ／

同じ
メニューでも
商品によって
数値は異なる

パッと見大差はないのに
脂質が2倍以上

good

Ⓟ 11.6g
Ⓕ 9.3g
Ⓒ 69.2g
401kcal

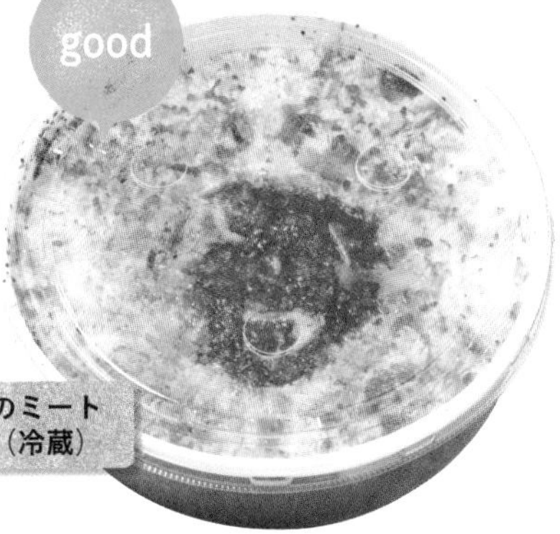

チーズのミート
ドリア（冷蔵）

Ⓟ 13.3g
Ⓕ 20.9g
Ⓒ 79.2g
551kcal

の脂質はこれ1食でほぼ終了

アウト

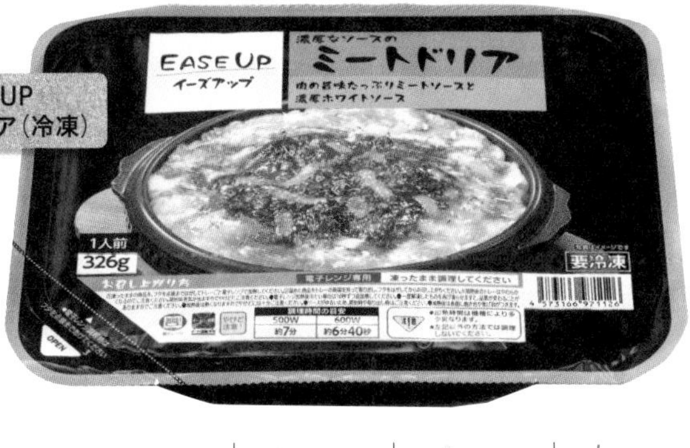

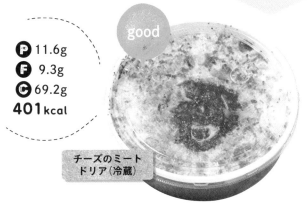

EASE UP
ミートドリア（冷凍）

※脂質の1日摂取目安量	23.1g	30.8g	46.3g

りんご型

脂質の代謝に優れ糖質で太りやすいタイプ

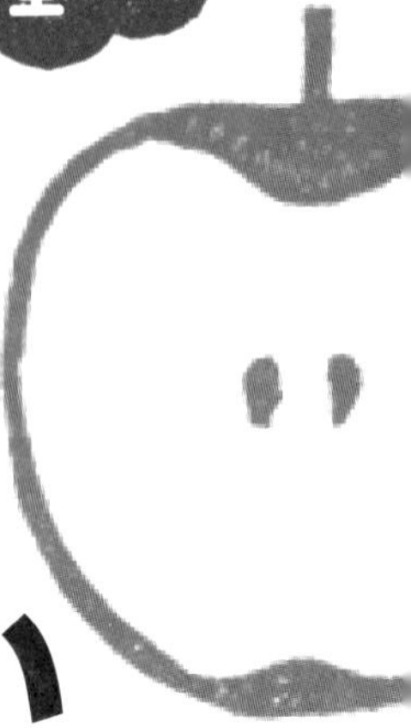

省エネ遺伝子タイプで太りやすい

りんご型は血液中にある糖を細胞に取り込むインスリンの働きが盛んで、少ない糖質でも効率よく体脂肪に変換する省エネ遺伝子タイプ。また、甘い飲料や菓子、炭水化物を好むため、血糖値の乱高下を引き起こし、インスリンの分泌に拍車をかけ、より一層肥満になりやすくなる悪循環を引き起こしがちです。

りんご型の方は「そんなに食べていないのに自分は太りやすい」というイメージを持っていることも多いようです。

りんご型の特徴であるぽこっと出たお腹は、ダイエットをすると内臓脂肪が減りやすいので、体重の変化は出やすいタイプ。ただ、それで安心してしまったり飽きてしまうことも多く、リバウンドしやすい傾向があります。脂質の代謝は優れている特徴があるので、肉や魚などのメインディッシュを楽しみやすいメリットがあります。

アプリで計算

本書のりんご型設定数値

- 性別：女性　●年齢：35歳　●身長：160cm
- 体重：60kg
- 活動量：1週間に軽い運動を1〜2回
- 目的：減量したい

摂取可能カロリー　**1390**kcal

基礎代謝量　**1264**kcal

基礎消費カロリー　**1738**kcal

3大栄養素の配分ポイント

りんご型は脂質多め、糖質少なめ

たんぱく質

P 1g=4kcal

2.5割

摂取可能カロリー

1390kcal×0.25
=347.5kcal
347.5kcal÷4kcal
=**86.8g**

1日の P たんぱく質摂取量目安

脂質

F 1g=9kcal

3割

摂取可能カロリー

1390kcal×0.3
=417kcal
417kcal÷9kcal
=**46.3g**

1日の F 脂質摂取量目安

炭水化物（糖質）

C 1g=4kcal

4.5割

摂取可能カロリー

1390kcal×0.45
=625.5kcal
625.5kcal÷4kcal
=**156.3g**

1日の C 炭水化物摂取量目安

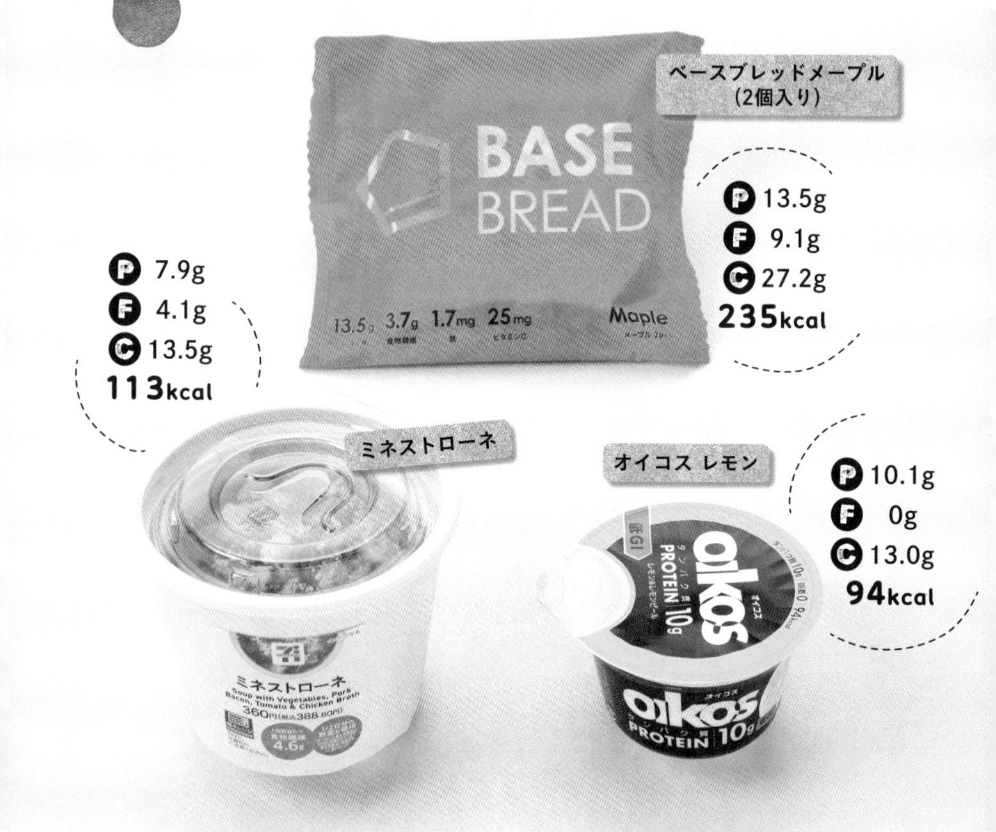

飽きたときの

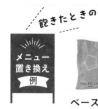

メニュー置き換え例

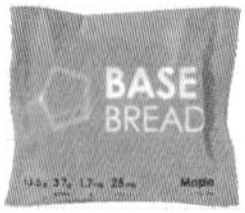

ベースブレッド
メープル

+

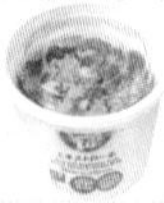

ミネストローネ

→ 置き換え

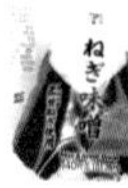

ねぎ味噌
おにぎり

+

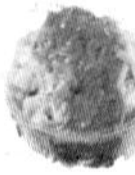

棒棒鶏
(1カップ)

	カロリー(kcal)	P(たんぱく質)	F(脂質)	C(炭水化物)
朝合計	442kcal	31.5g	13.2g	53.7g

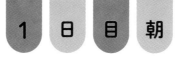

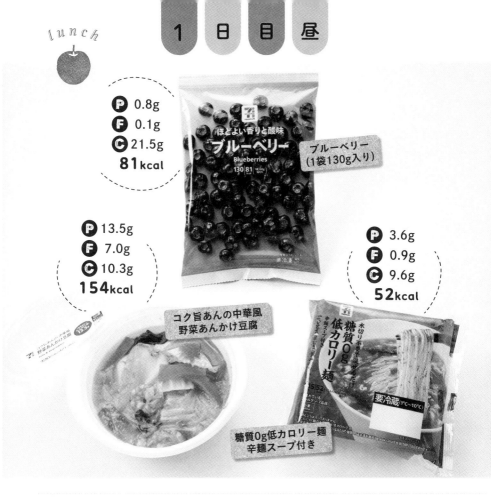

lunch

1日目昼

ブルーベリー
(1袋130g入り)

P 0.8g
F 0.1g
C 21.5g
81kcal

コク旨あんの中華風
野菜あんかけ豆腐

P 13.5g
F 7.0g
C 10.3g
154kcal

糖質0g低カロリー麺
辛麺スープ付き

P 3.6g
F 0.9g
C 9.6g
52kcal

飽きたときの
メニュー
置き換え
例

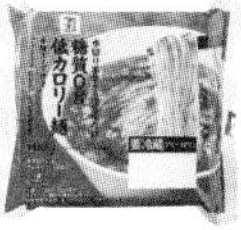

糖質0g
低カロリー麺
辛麺スープ付き

→ 置き換え

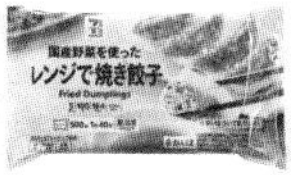

レンジで焼き餃子
(1袋5個入り)

	カロリー(kcal)	P(たんぱく質)	F(脂質)	C(炭水化物)
昼合計	287kcal	17.9g	8g	41.4g

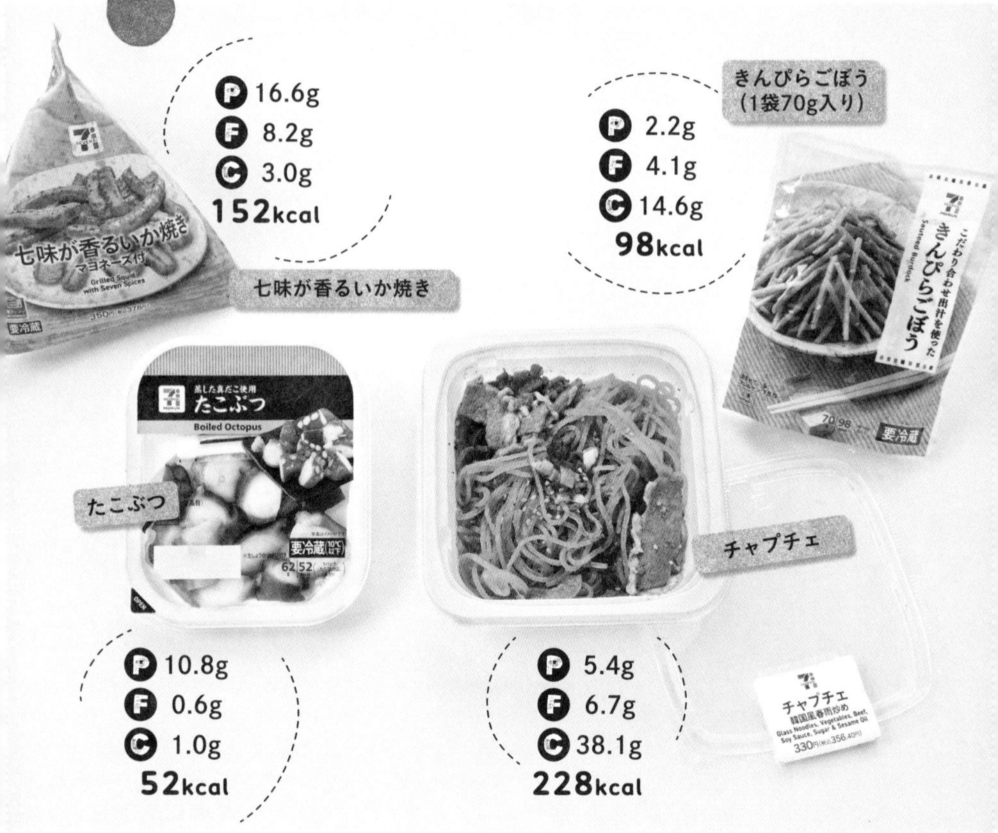

七味が香るいか焼き

P 16.6g
F 8.2g
C 3.0g
152kcal

きんぴらごぼう（1袋70g入り）

P 2.2g
F 4.1g
C 14.6g
98kcal

たこぶつ

P 10.8g
F 0.6g
C 1.0g
52kcal

チャプチェ

P 5.4g
F 6.7g
C 38.1g
228kcal

飽きたときの

メニュー置き換え例

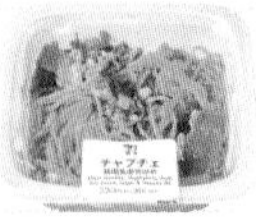

チャプチェ

＋

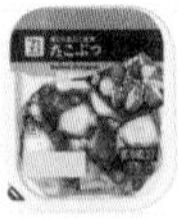

たこぶつ

→ 置き換え

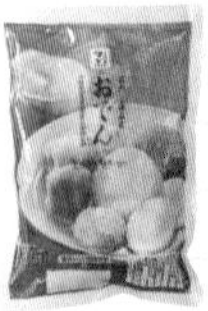

おでん（1パック486g入り）

	カロリー(kcal)	P(たんぱく質)	F(脂質)	C(炭水化物)
夜合計	530kcal	35g	19.6g	56.7g
1日合計	1259kcal	84.4g	40.8g	151.8g

※設定数値（P.75）より－131kcal、たんぱく質－2.6g、脂質－5.2g、炭水化物が－4.2g

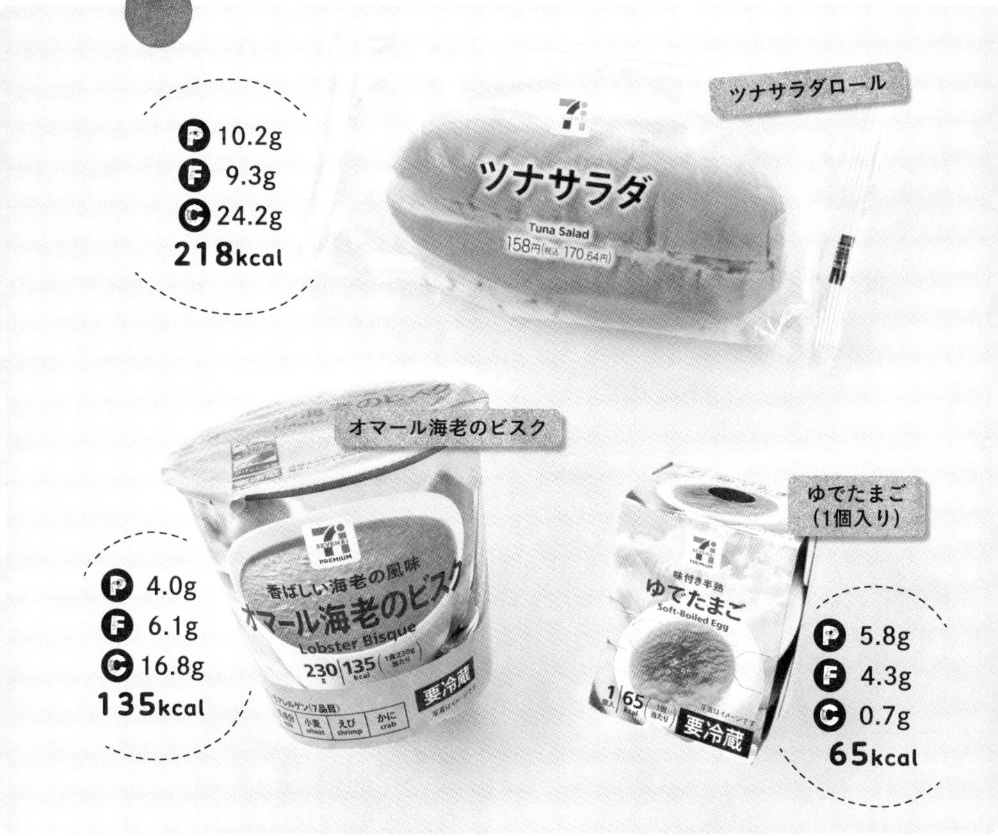

飽きたときの

メニュー置き換え例

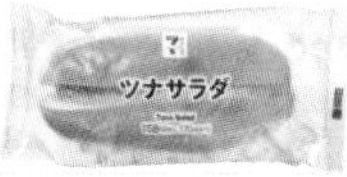

ツナサラダロール

→ 置き換え

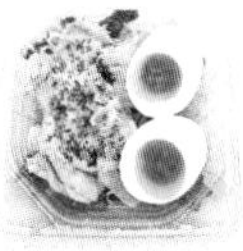

鶏むね肉サラダ

	カロリー(kcal)	P(たんぱく質)	F(脂質)	C(炭水化物)
朝合計	418kcal	20g	19.7g	41.7g

lunch

2日目昼

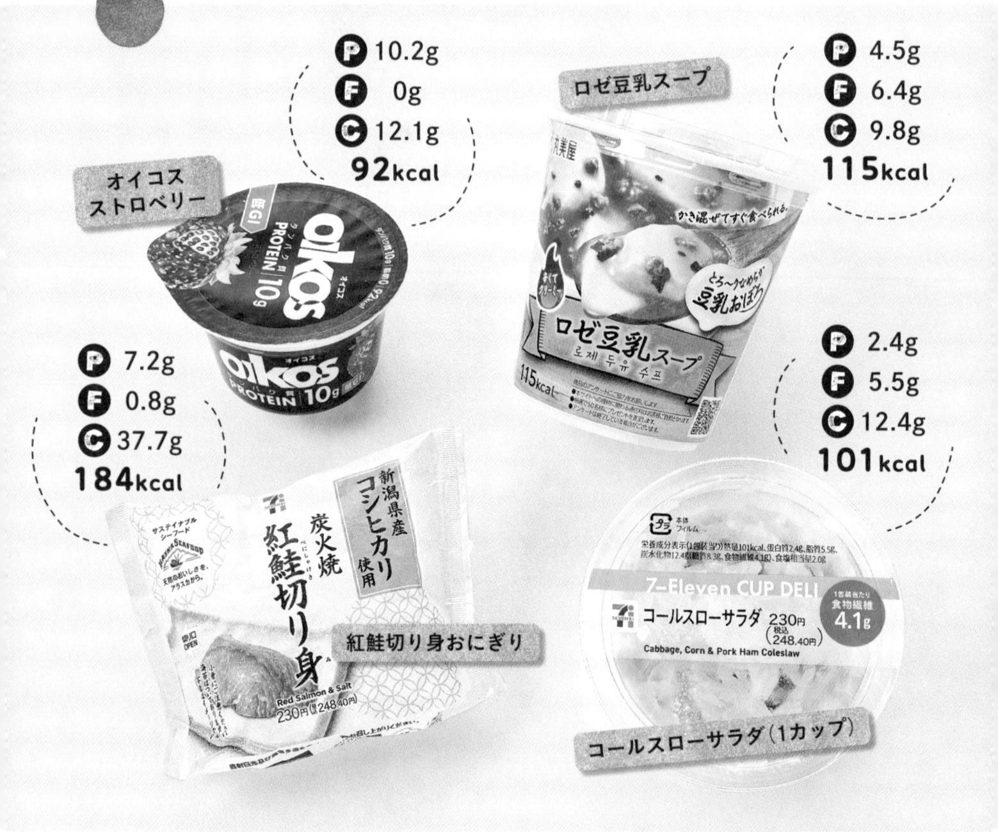

飽きたときの
メニュー置き換え例

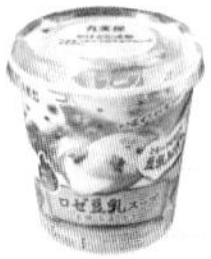

ロゼ豆乳スープ

置き換え

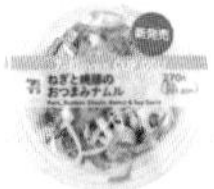

ねぎと焼豚の
おつまみナムル
(1カップ)

	カロリー(kcal)	P(たんぱく質)	F(脂質)	C(炭水化物)
昼合計	492kcal	24.3g	12.7g	72g

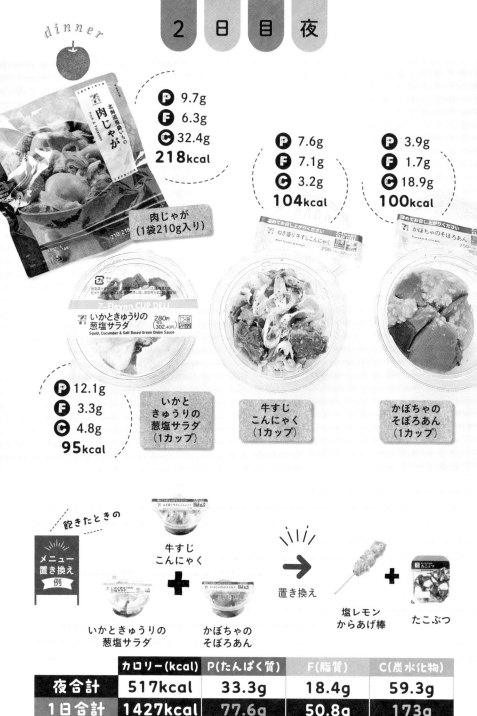

dinner

2日目夜

P 9.7g
F 6.3g
C 32.4g
218kcal

肉じゃが
(1袋210g入り)

P 12.1g
F 3.3g
C 4.8g
95kcal

いかと
きゅうりの
葱塩サラダ
(1カップ)

P 7.6g
F 7.1g
C 3.2g
104kcal

牛すじ
こんにゃく
(1カップ)

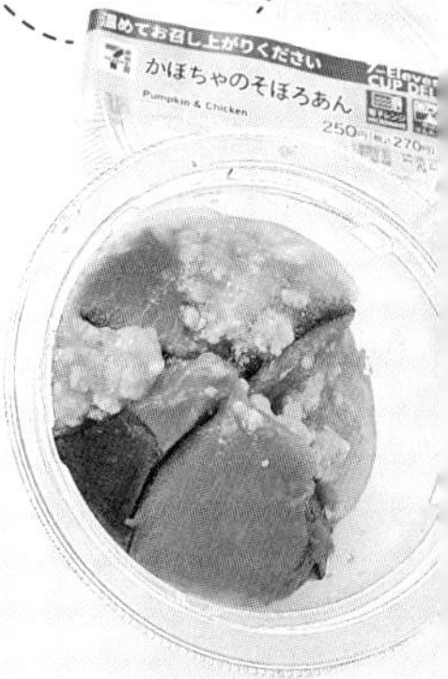

P 3.9g
F 1.7g
C 18.9g
100kcal

かぼちゃの
そぼろあん
(1カップ)

飽きたときの

メニュー
置き換え
例

牛すじ
こんにゃく

いかときゅうりの
葱塩サラダ

＋

かぼちゃの
そぼろあん

→ 置き換え

塩レモン
からあげ棒

＋

たこぶつ

	カロリー(kcal)	P(たんぱく質)	F(脂質)	C(炭水化物)
夜合計	517kcal	33.3g	18.4g	59.3g
1日合計	1427kcal	77.6g	50.8g	173g

※設定数値(P.75)より＋37kcal、たんぱく質－9.4g、脂質＋4.8g、炭水化物が＋17g

breakfast

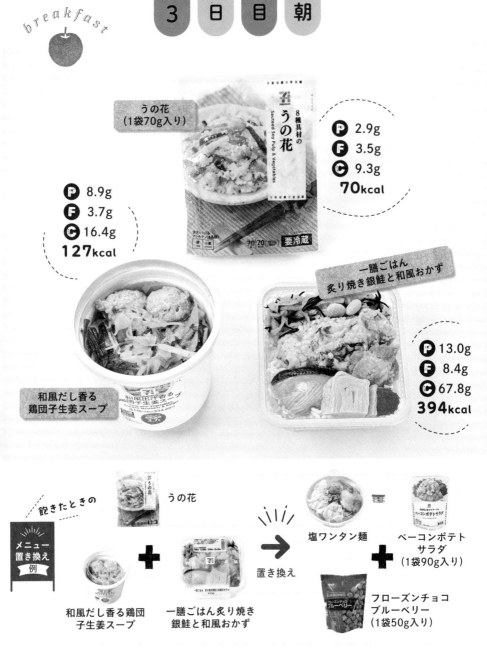

3日目朝

うの花
(1袋70g入り)

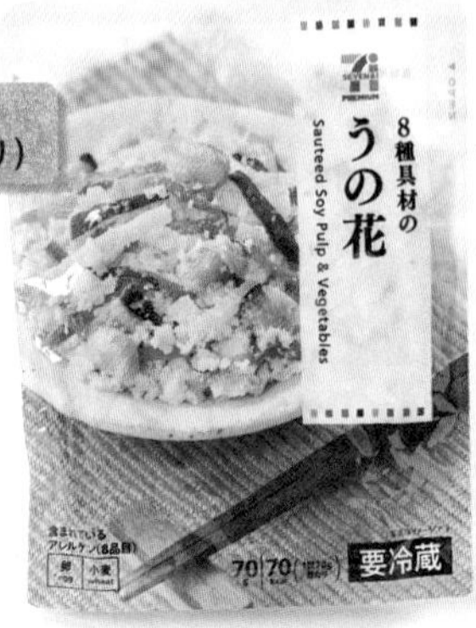

P 2.9g
F 3.5g
C 9.3g
70kcal

P 8.9g
F 3.7g
C 16.4g
127kcal

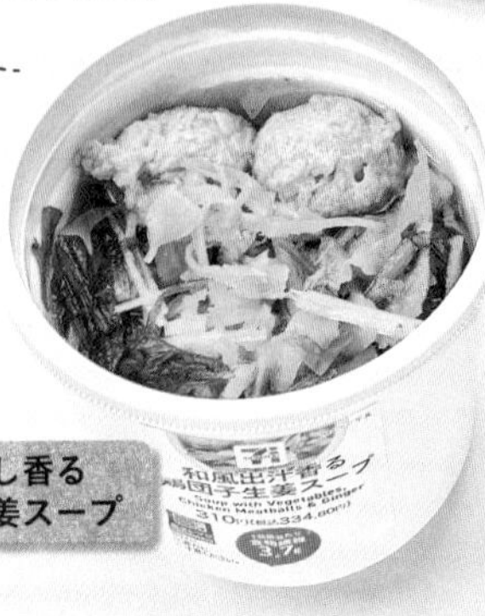

和風だし香る
鶏団子生姜スープ

一膳ごはん
炙り焼き銀鮭と和風おかず

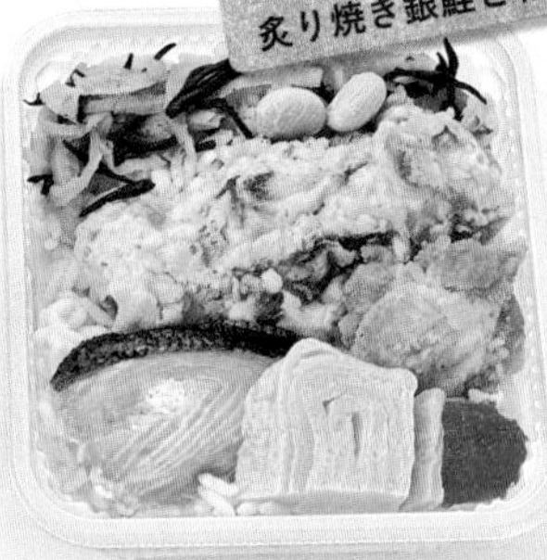

P 13.0g
F 8.4g
C 67.8g
394kcal

飽きたときの

メニュー置き換え例

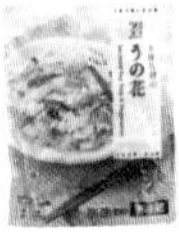

うの花

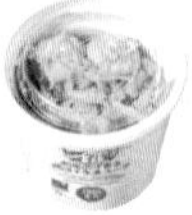

和風だし香る鶏団子生姜スープ

＋

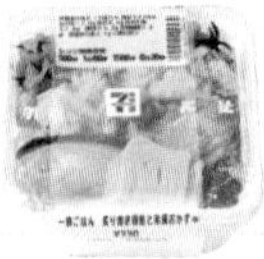

一膳ごはん炙り焼き銀鮭と和風おかず

→ 置き換え

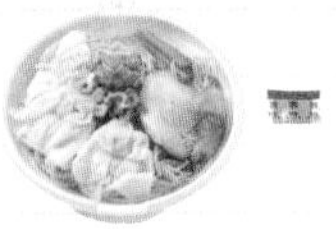

塩ワンタン麺

＋

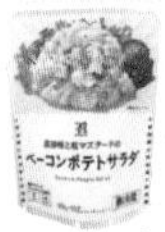

ベーコンポテトサラダ
(1袋90g入り)

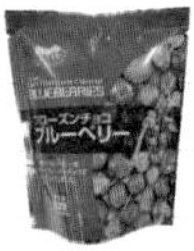

フローズンチョコブルーベリー
(1袋50g入り)

	カロリー(kcal)	P(たんぱく質)	F(脂質)	C(炭水化物)
朝合計	591kcal	24.8g	15.6g	93.5g

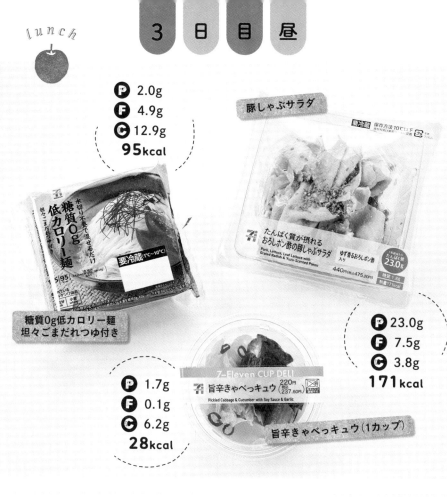

lunch

3日目昼

P 2.0g
F 4.9g
C 12.9g
95kcal

糖質0g低カロリー麺
坦々ごまだれつゆ付き

豚しゃぶサラダ

P 23.0g
F 7.5g
C 3.8g
171kcal

P 1.7g
F 0.1g
C 6.2g
28kcal

旨辛きゃべっキュウ(1カップ)

飽きたときの

メニュー置き換え例

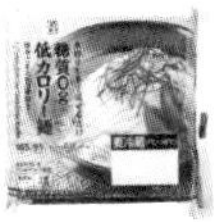

糖質0g
低カロリー麺
坦々ごまだれつゆ付き

→ 置き換え

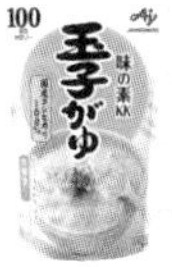

味の素 玉子がゆ
(1パック250g入り)

	カロリー(kcal)	P(たんぱく質)	F(脂質)	C(炭水化物)
昼合計	294kcal	26.7g	12.5g	22.9g

P 10.4g
F 1.2g
C 30.1g
170kcal

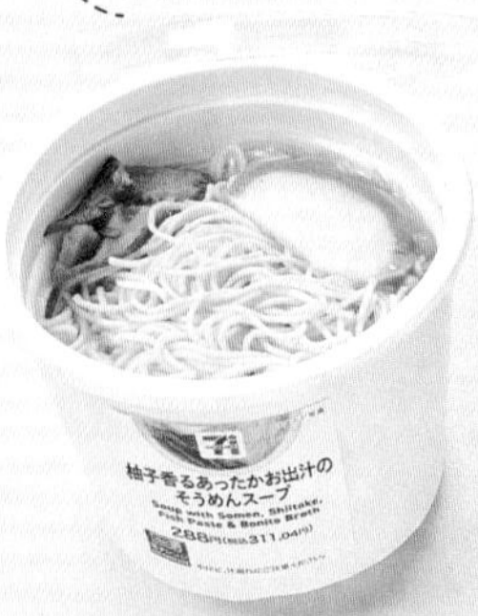

柚子香る
あったかお出汁の
そうめんスープ

P 21.7g
F 9.4g
C 9.0g
203kcal

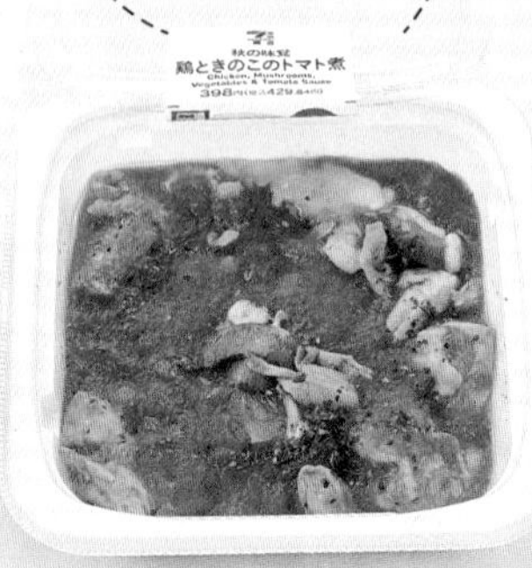

鶏ときのこのトマト煮

P 3.1g
F 0.8g
C 3.8g
34kcal

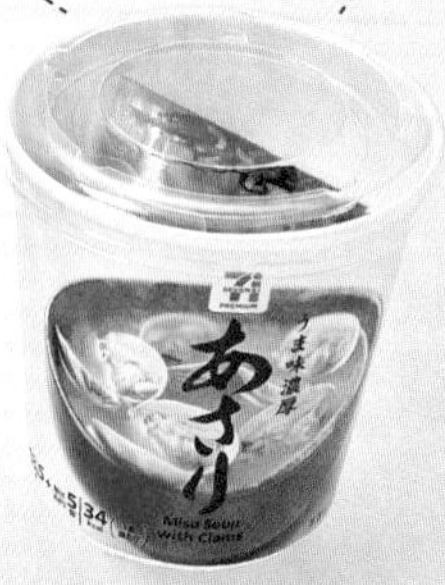

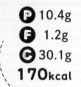

あさりみそ汁

飽きたときの

メニュー置き換え例

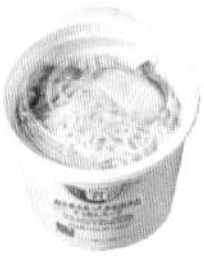

柚子香る
あったかお出汁の
そうめんスープ

置き換え

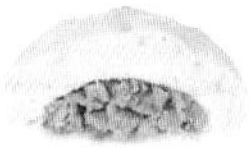

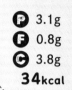

肉まん

	カロリー(kcal)	P(たんぱく質)	F(脂質)	C(炭水化物)
夜合計	407kcal	35.2g	11.4g	42.9g
1日合計	1292kcal	86.7g	39.5g	159.3g

※設定数値(P.75)より－98kcal、たんぱく質－0.3g、脂質－6.5g、炭水化物が＋3.3g

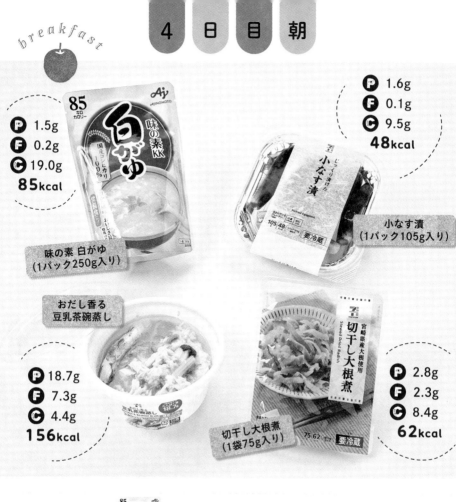

4日目朝

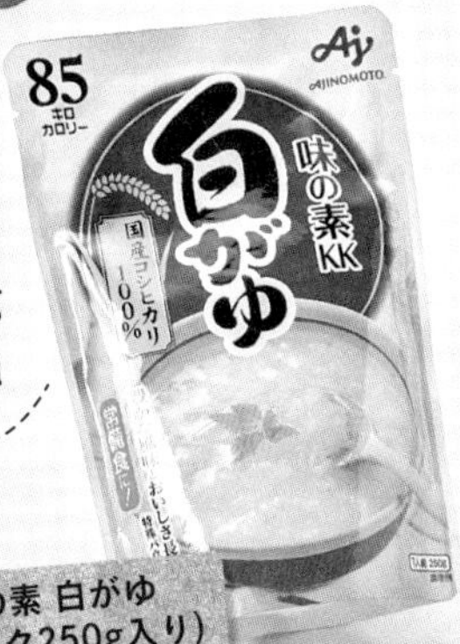

P 1.5g
F 0.2g
C 19.0g
85kcal

味の素 白がゆ
(1パック250g入り)

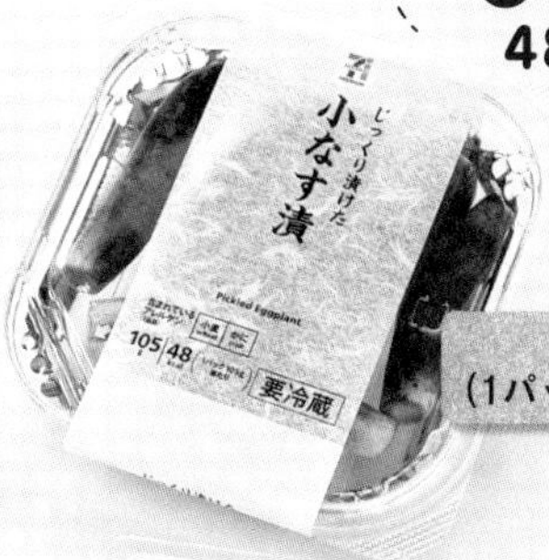

P 1.6g
F 0.1g
C 9.5g
48kcal

小なす漬
(1パック105g入り)

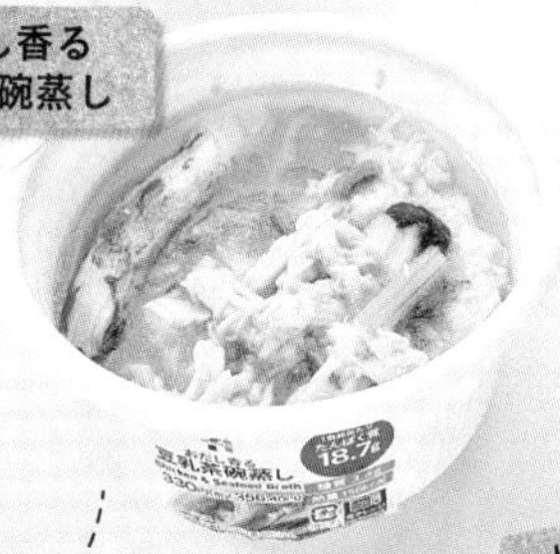

おだし香る
豆乳茶碗蒸し

P 18.7g
F 7.3g
C 4.4g
156kcal

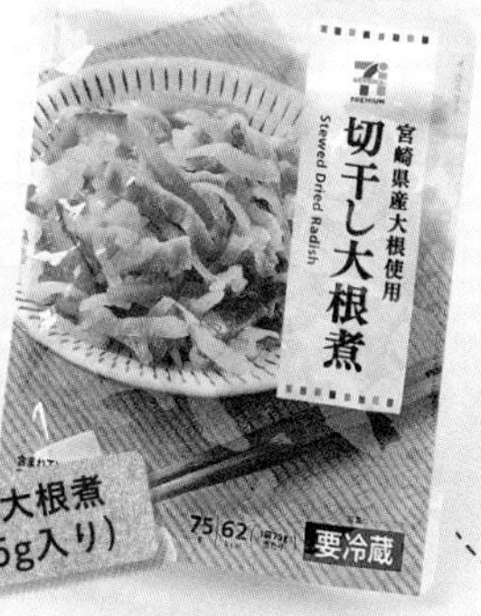

切干し大根煮
(1袋75g入り)

P 2.8g
F 2.3g
C 8.4g
62kcal

飽きたときの

メニュー置き換え例

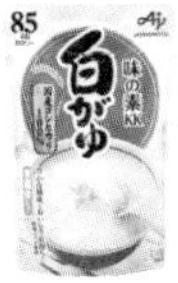

味の素 白がゆ

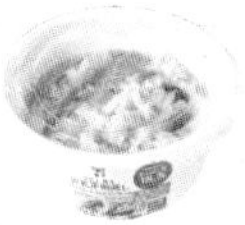

おだし香る
豆乳茶碗蒸し

＋

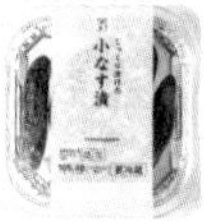

小なす漬

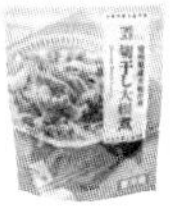

切干し大根煮

→ 置き換え

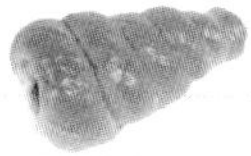

チョココロネ

＋

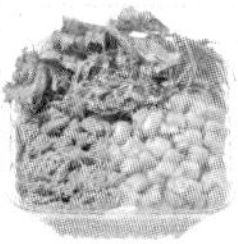

ツナ&コーンサラダ
(1カップ)

	カロリー(kcal)	P(たんぱく質)	F(脂質)	C(炭水化物)
朝合計	351kcal	24.6g	9.9g	41.3g

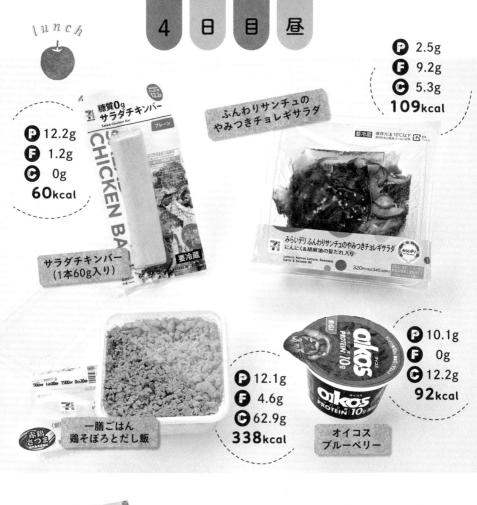

lunch

4日目昼

P 12.2g
F 1.2g
C 0g
60kcal

サラダチキンバー
(1本60g入り)

ふんわりサンチュの
やみつきチョレギサラダ

P 2.5g
F 9.2g
C 5.3g
109kcal

一膳ごはん
鶏そぼろとだし飯

P 12.1g
F 4.6g
C 62.9g
338kcal

P 10.1g
F 0g
C 12.2g
92kcal

オイコス
ブルーベリー

飽きたときの

メニュー
置き換え
例

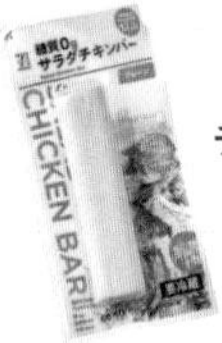

サラダ
チキンバー

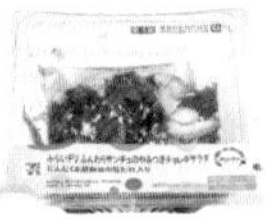

＋

ふんわりサンチュの
やみつき
チョレギサラダ

一膳ごはん
鶏そぼろとだし飯

→ 置き換え

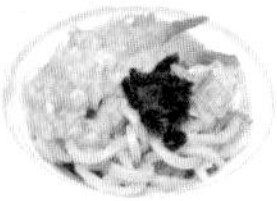

海老天かき玉
うどん

	カロリー(kcal)	P(たんぱく質)	F(脂質)	C(炭水化物)
昼合計	599kcal	36.9g	15g	80.4g

dinner

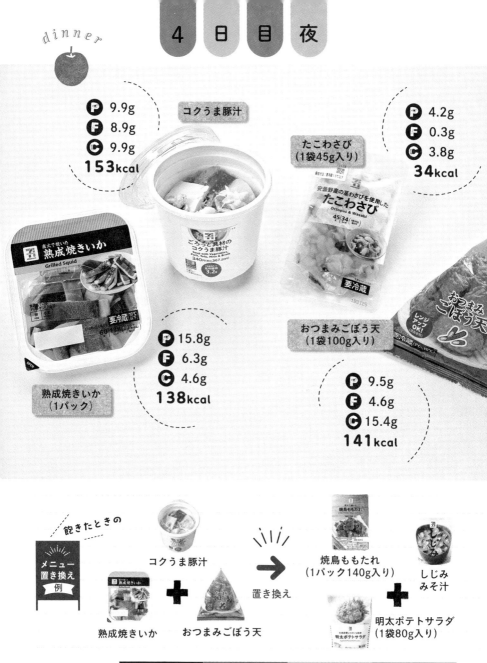

4日目夜

コクうま豚汁

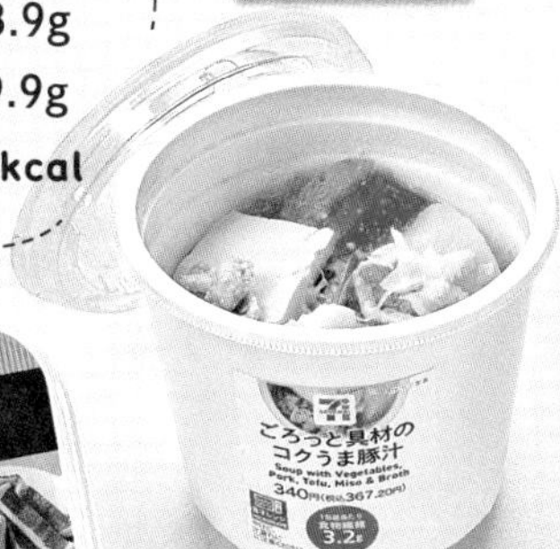

P 9.9g
F 8.9g
C 9.9g
153kcal

たこわさび（1袋45g入り）

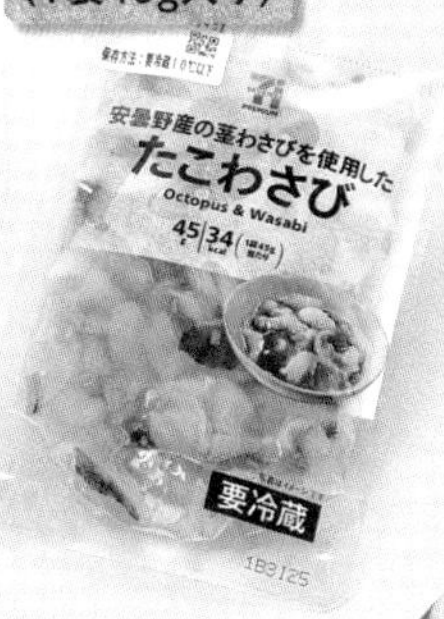

P 4.2g
F 0.3g
C 3.8g
34kcal

熟成焼きいか（1パック）

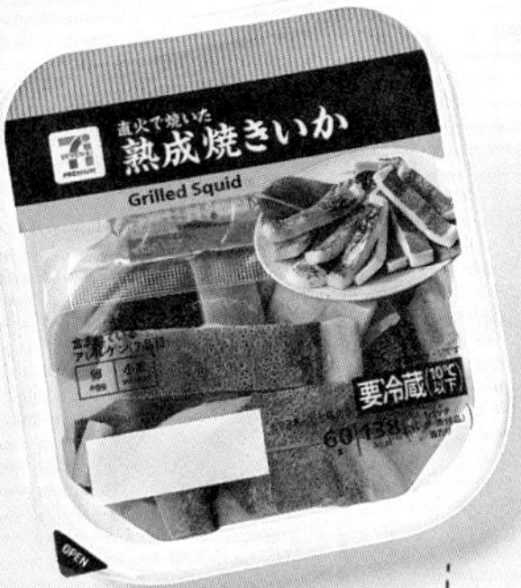

P 15.8g
F 6.3g
C 4.6g
138kcal

おつまみごぼう天（1袋100g入り）

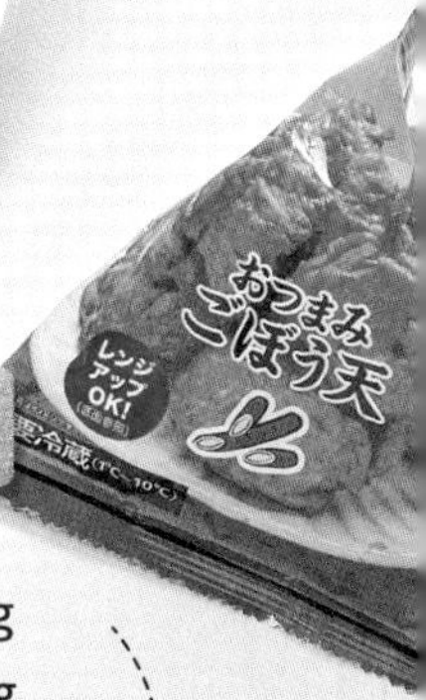

P 9.5g
F 4.6g
C 15.4g
141kcal

飽きたときの メニュー置き換え例

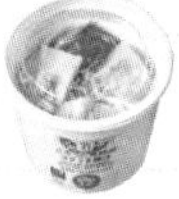

コクうま豚汁

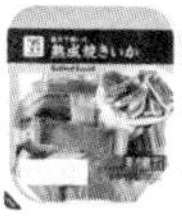

熟成焼きいか

＋

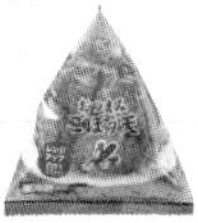

おつまみごぼう天

→ 置き換え

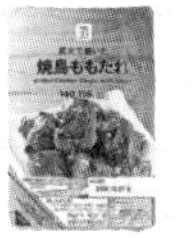

焼鳥ももたれ（1パック140g入り）

＋

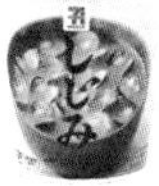

しじみみそ汁

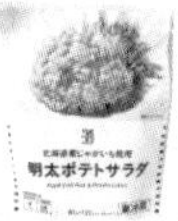

明太ポテトサラダ（1袋80g入り）

	カロリー(kcal)	P(たんぱく質)	F(脂質)	C(炭水化物)
夜合計	466kcal	39.4g	20.1g	33.7g
1日合計	1416kcal	100.9g	45g	155.4g

※設定数値（P.75）より＋26kcal、たんぱく質＋13.9g、脂質－1g、炭水化物が－0.6g

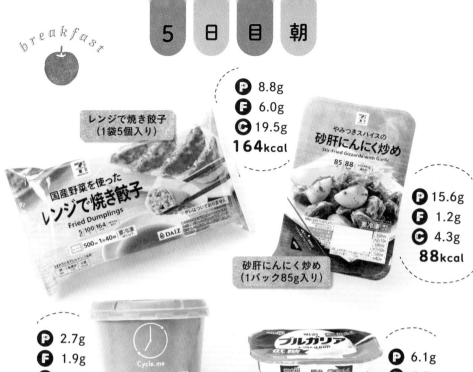

レンジで焼き餃子
(1袋5個入り)

P 8.8g
F 6.0g
C 19.5g
164kcal

砂肝にんにく炒め
(1パック85g入り)

P 15.6g
F 1.2g
C 4.3g
88kcal

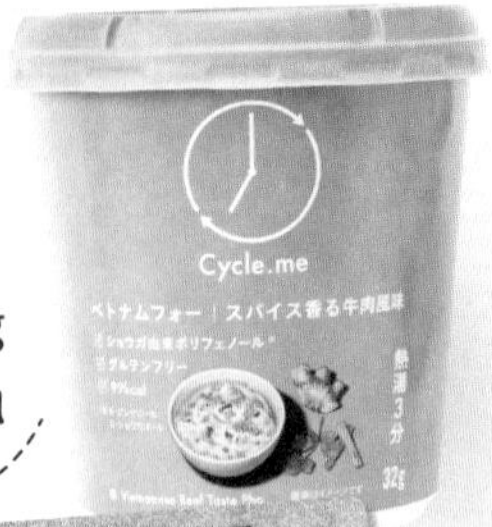

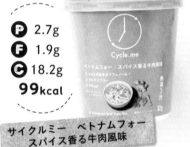

サイクルミー　ベトナムフォー
スパイス香る牛肉風味

P 2.7g
F 1.9g
C 18.2g
99kcal

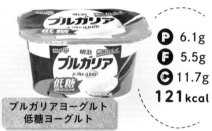

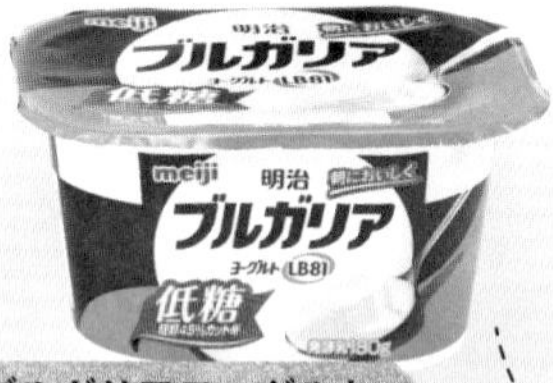

ブルガリアヨーグルト
低糖ヨーグルト

P 6.1g
F 5.5g
C 11.7g
121kcal

飽きたときの
メニュー置き換え例

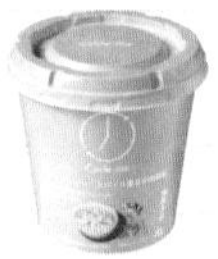

サイクルミー
ベトナムフォー
スパイス香る牛肉風味

＋

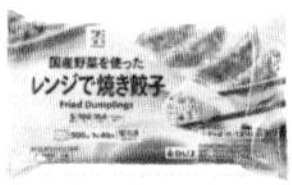

レンジで焼き餃子

→ 置き換え

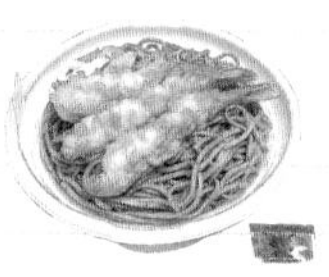

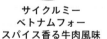

海老天二八そば
3本入

	カロリー(kcal)	P(たんぱく質)	F(脂質)	C(炭水化物)
朝合計	472kcal	33.2g	14.6g	53.7g

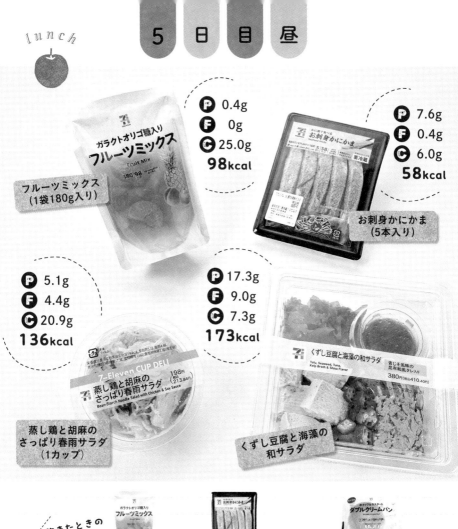

lunch

5日目昼

フルーツミックス
(1袋180g入り)

P 0.4g
F 0g
C 25.0g
98kcal

お刺身かにかま
(5本入り)

P 7.6g
F 0.4g
C 6.0g
58kcal

蒸し鶏と胡麻の
さっぱり春雨サラダ
(1カップ)

P 5.1g
F 4.4g
C 20.9g
136kcal

くずし豆腐と海藻の
和サラダ

P 17.3g
F 9.0g
C 7.3g
173kcal

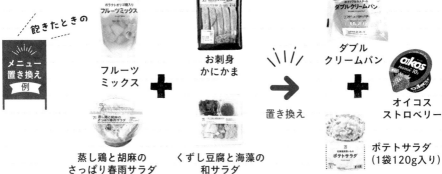

飽きたときの

メニュー
置き換え
例

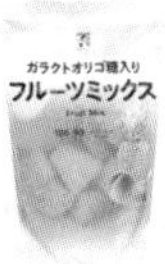

フルーツ
ミックス

＋

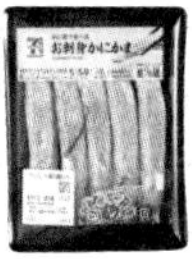

お刺身
かにかま

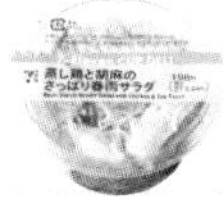

蒸し鶏と胡麻の
さっぱり春雨サラダ

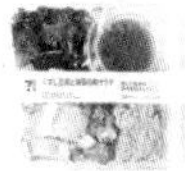

くずし豆腐と海藻の
和サラダ

→ 置き換え

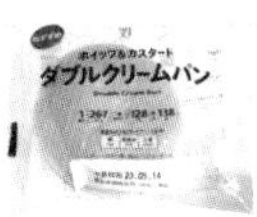

ダブル
クリームパン

＋

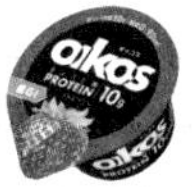

オイコス
ストロベリー

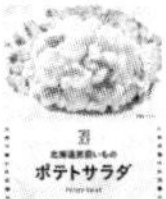

ポテトサラダ
(1袋120g入り)

	カロリー(kcal)	P(たんぱく質)	F(脂質)	C(炭水化物)
昼合計	465kcal	30.4g	13.8g	59.2g

dinner

5日目夜

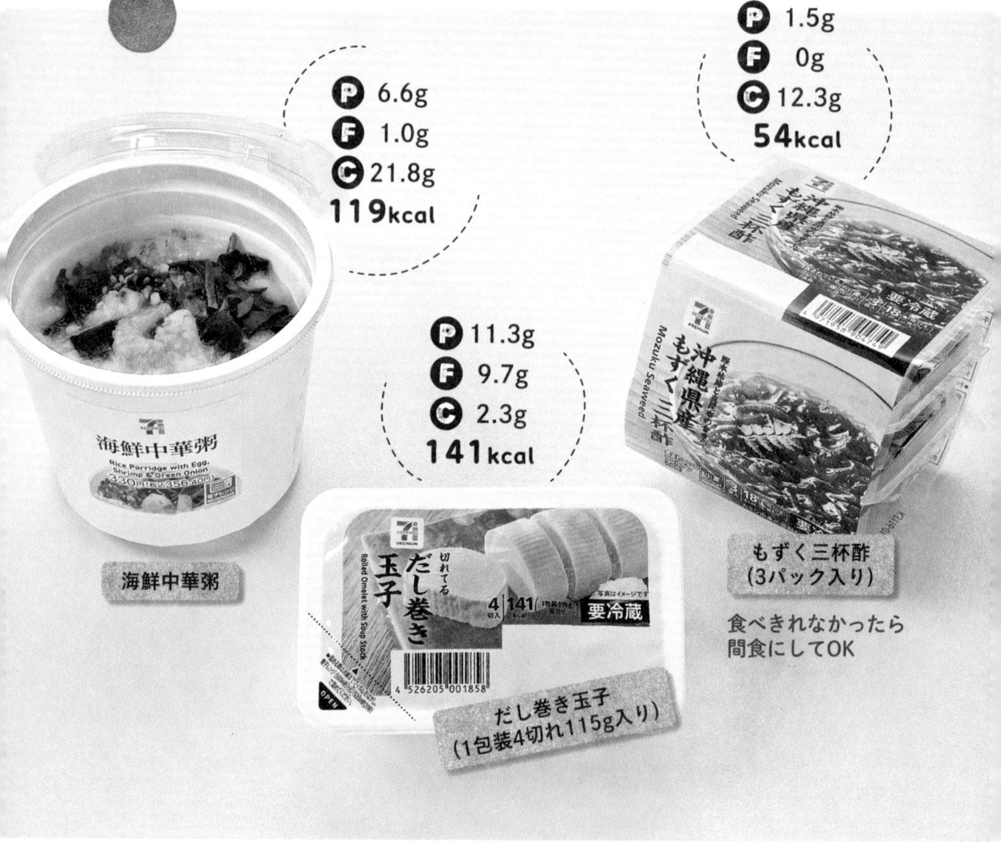

海鮮中華粥

P 6.6g
F 1.0g
C 21.8g
119kcal

だし巻き玉子（1包装4切れ115g入り）

P 11.3g
F 9.7g
C 2.3g
141kcal

もずく三杯酢（3パック入り）

P 1.5g
F 0g
C 12.3g
54kcal

食べきれなかったら間食にしてOK

飽きたときの

メニュー置き換え例

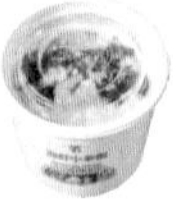

海鮮中華粥

＋

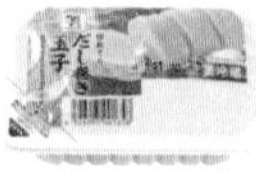

だし巻き玉子

＋

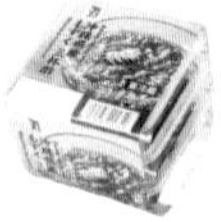

もずく三杯酢

→ 置き換え

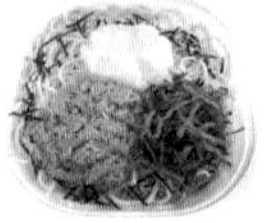

ツナと大根おろしの和風パスタ

	カロリー(kcal)	P(たんぱく質)	F(脂質)	C(炭水化物)
夜合計	314kcal	19.4g	10.7g	36.4g
1日合計	1251kcal	83g	39.1g	149.3g

※設定数値(P.75)より－139kcal、たんぱく質－4g、脂質－6.9g、炭水化物が－6.7g

6日目 朝

breakfast

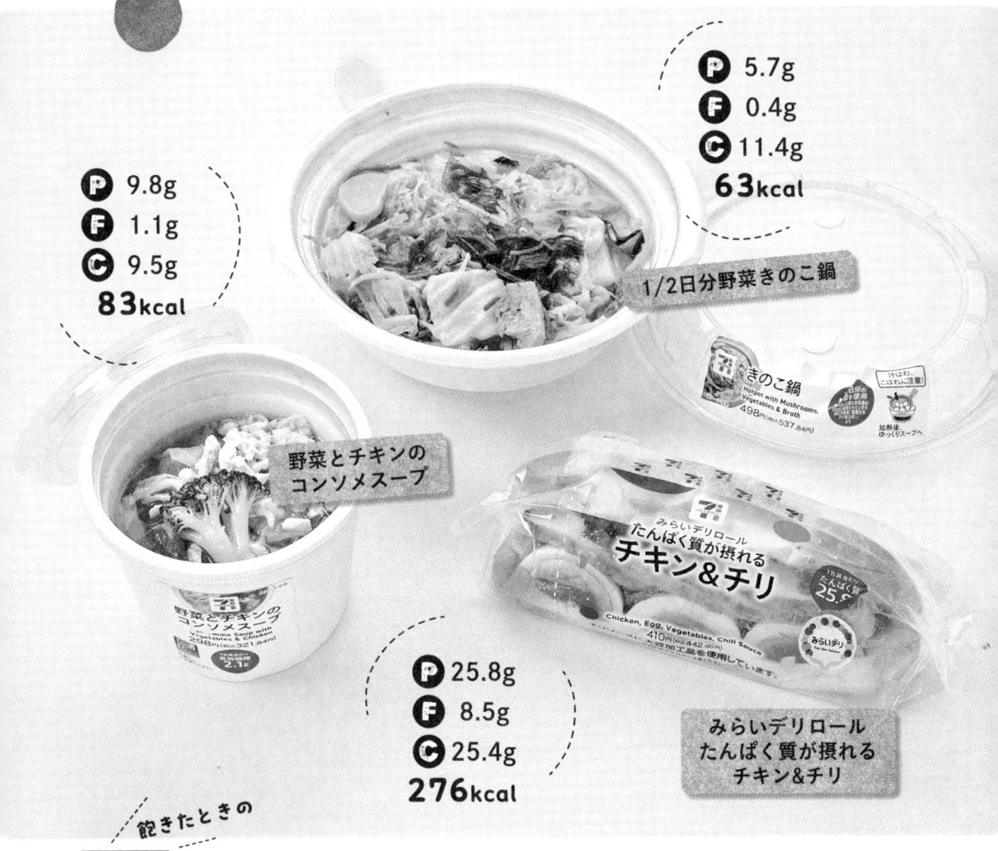

1/2日分野菜きのこ鍋

P 5.7g
F 0.4g
C 11.4g
63kcal

野菜とチキンのコンソメスープ

P 9.8g
F 1.1g
C 9.5g
83kcal

みらいデリロール たんぱく質が摂れる チキン&チリ

P 25.8g
F 8.5g
C 25.4g
276kcal

飽きたときの

メニュー置き換え例

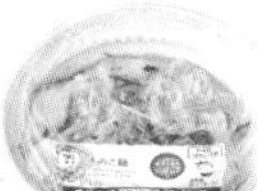

1/2日分野菜 きのこ鍋

＋

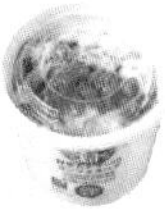

野菜とチキンの コンソメスープ

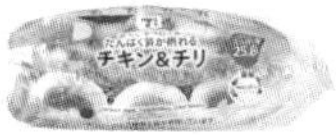

みらいデリロール たんぱく質が摂れる チキン&チリ

→ 置き換え

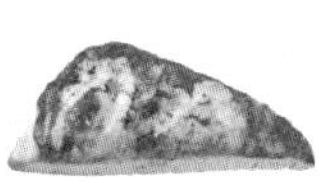

トマトソースの ピザパン

＋

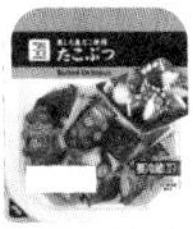

たこぶつ

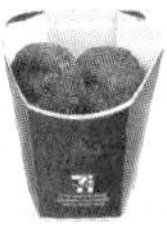

サクなげ (うま辛) 5個入り

	カロリー(kcal)	P(たんぱく質)	F(脂質)	C(炭水化物)
朝合計	422kcal	41.3g	10g	46.3g

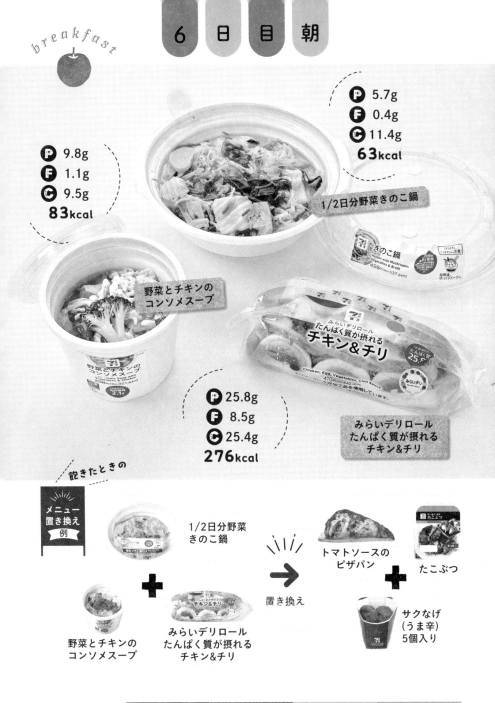

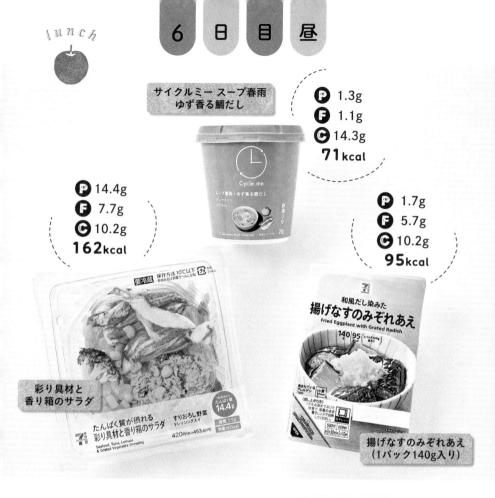

lunch

6日目 昼

サイクルミー スープ春雨
ゆず香る鯛だし

P 1.3g
F 1.1g
C 14.3g
71kcal

彩り具材と
香り箱のサラダ

P 14.4g
F 7.7g
C 10.2g
162kcal

揚げなすのみぞれあえ
(1パック140g入り)

P 1.7g
F 5.7g
C 10.2g
95kcal

飽きたときの

メニュー置き換え例

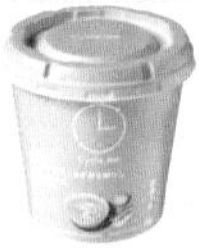

サイクルミー
スープ春雨
ゆず香る鯛だし

＋

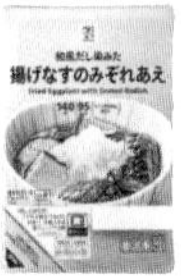

揚げなすの
みぞれあえ

→ 置き換え

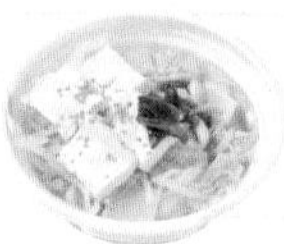

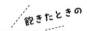

1/2日分の野菜
ごま豆乳鍋

	カロリー(kcal)	P(たんぱく質)	F(脂質)	C(炭水化物)
昼合計	328kcal	17.4g	14.5g	34.7g

dinner

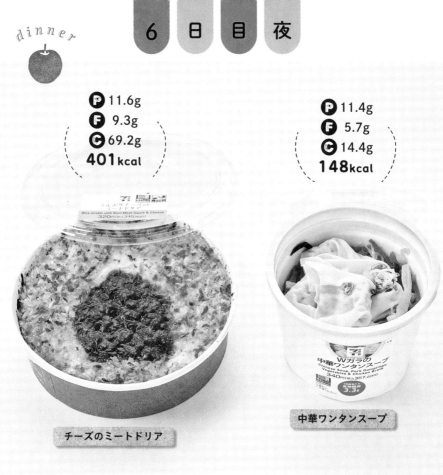

6日目夜

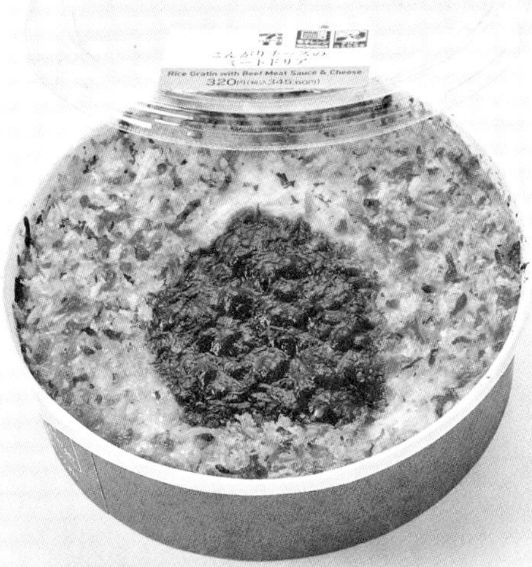

P 11.6g
F 9.3g
C 69.2g
401kcal

チーズのミートドリア

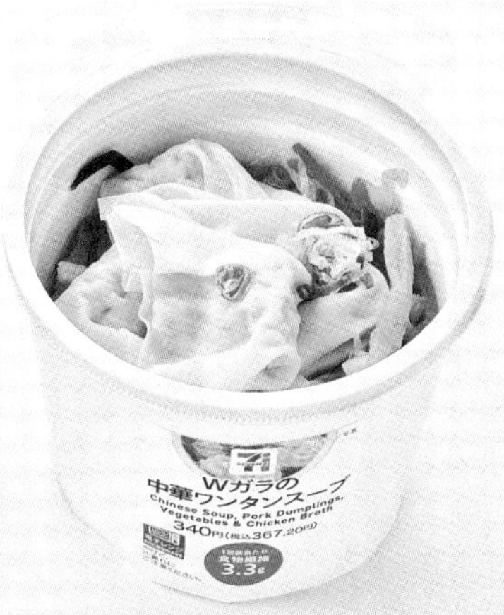

P 11.4g
F 5.7g
C 14.4g
148kcal

中華ワンタンスープ

飽きたときの

メニュー置き換え例

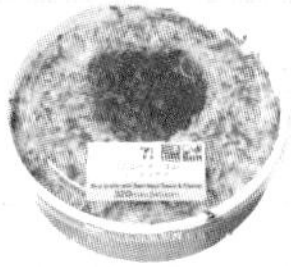

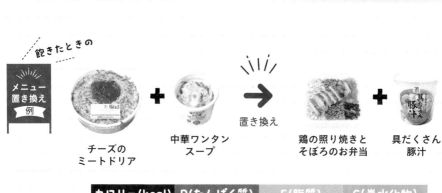

チーズの
ミートドリア

＋

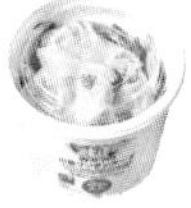

中華ワンタン
スープ

→ 置き換え

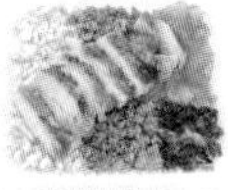

鶏の照り焼きと
そぼろのお弁当

＋

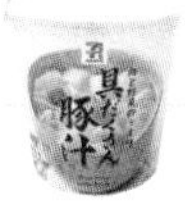

具だくさん
豚汁

	カロリー(kcal)	P(たんぱく質)	F(脂質)	C(炭水化物)
夜合計	549kcal	23g	15g	83.6g
1日合計	1299kcal	81.7g	39.5g	164.6g

※設定数値(P.75)より－91kcal、たんぱく質－5.3g、脂質－6.5g、炭水化物が＋8.6g

7日目 朝

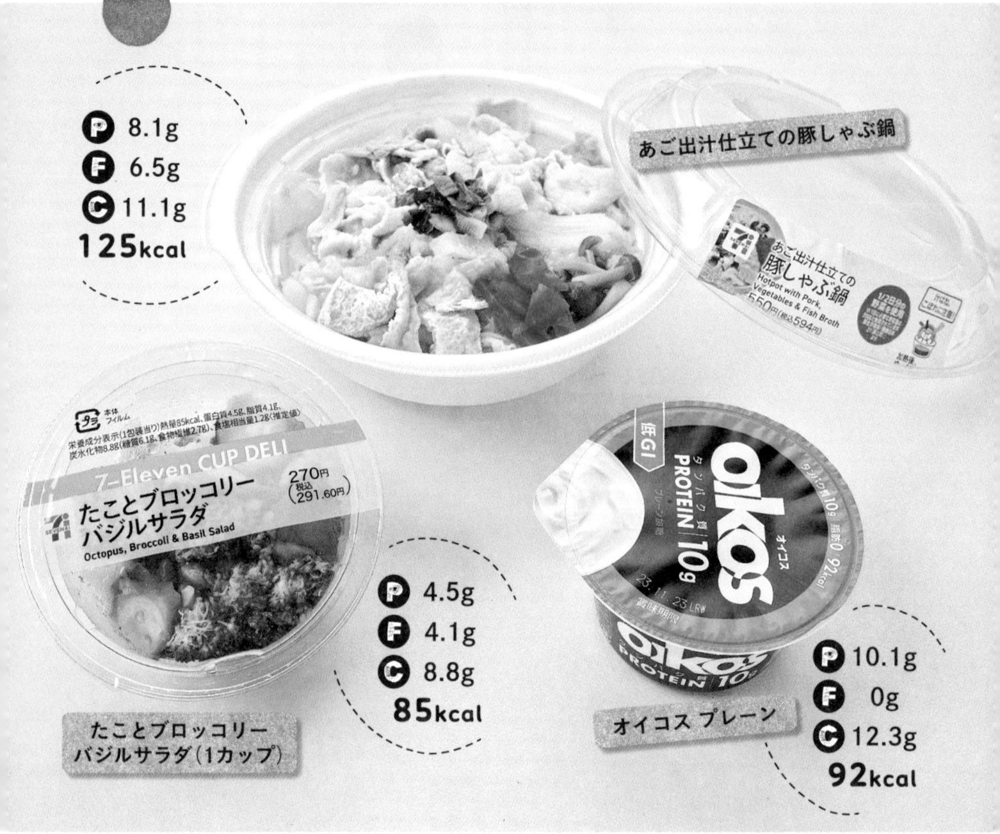
あご出汁仕立ての
豚しゃぶ鍋
Hotpot with Pork, Vegetables & Fish Broth
550円(税込594円)
7-Eleven CUP DELI
たことブロッコリー
バジルサラダ
Octopus, Broccoli & Basil Salad
270円
(税込
291.60円)
oikos
PROTEIN 10g
タンパク質
低GI

あご出汁仕立ての豚しゃぶ鍋

P 8.1g
F 6.5g
C 11.1g
125kcal

たことブロッコリー
バジルサラダ（1カップ）

P 4.5g
F 4.1g
C 8.8g
85kcal

オイコス プレーン

P 10.1g
F 0g
C 12.3g
92kcal

飽きたときの

メニュー置き換え例

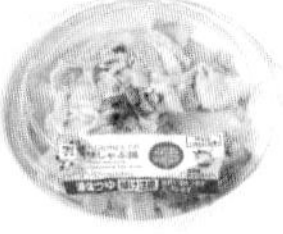

あご出汁仕立て
の豚しゃぶ鍋

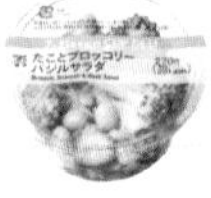

たこと
ブロッコリー
バジルサラダ

＋

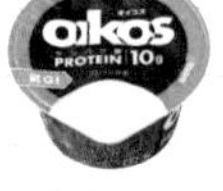

オイコス
プレーン

→ 置き換え

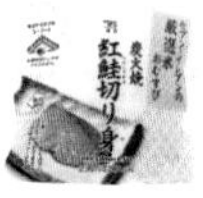

紅鮭切り身おにぎり

＋

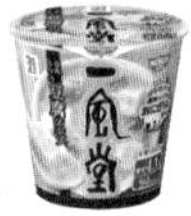

一風堂
白丸とんこつ
豆腐スープ

	カロリー(kcal)	P(たんぱく質)	F(脂質)	C(炭水化物)
朝合計	302kcal	22.7g	10.6g	32.2g

lunch

7日目昼

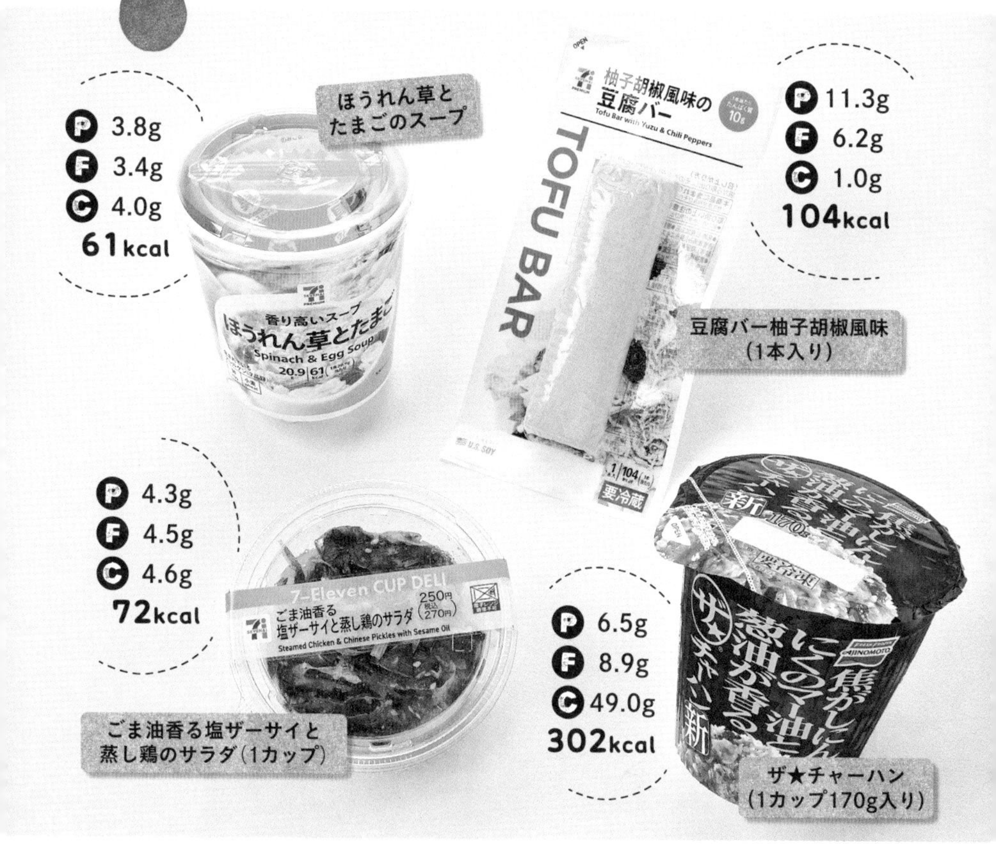

ほうれん草とたまごのスープ

P 3.8g
F 3.4g
C 4.0g
61kcal

豆腐バー柚子胡椒風味（1本入り）

P 11.3g
F 6.2g
C 1.0g
104kcal

ごま油香る塩ザーサイと蒸し鶏のサラダ（1カップ）

P 4.3g
F 4.5g
C 4.6g
72kcal

ザ★チャーハン（1カップ170g入り）

P 6.5g
F 8.9g
C 49.0g
302kcal

飽きたときの
メニュー置き換え例

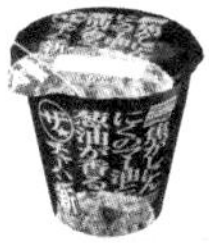

ザ★チャーハン

→ 置き換え

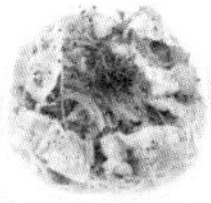

豚しゃぶおだしパスタ

	カロリー(kcal)	P(たんぱく質)	F(脂質)	C(炭水化物)
昼合計	539kcal	25.9g	23g	58.6g

dinner

7日目夜

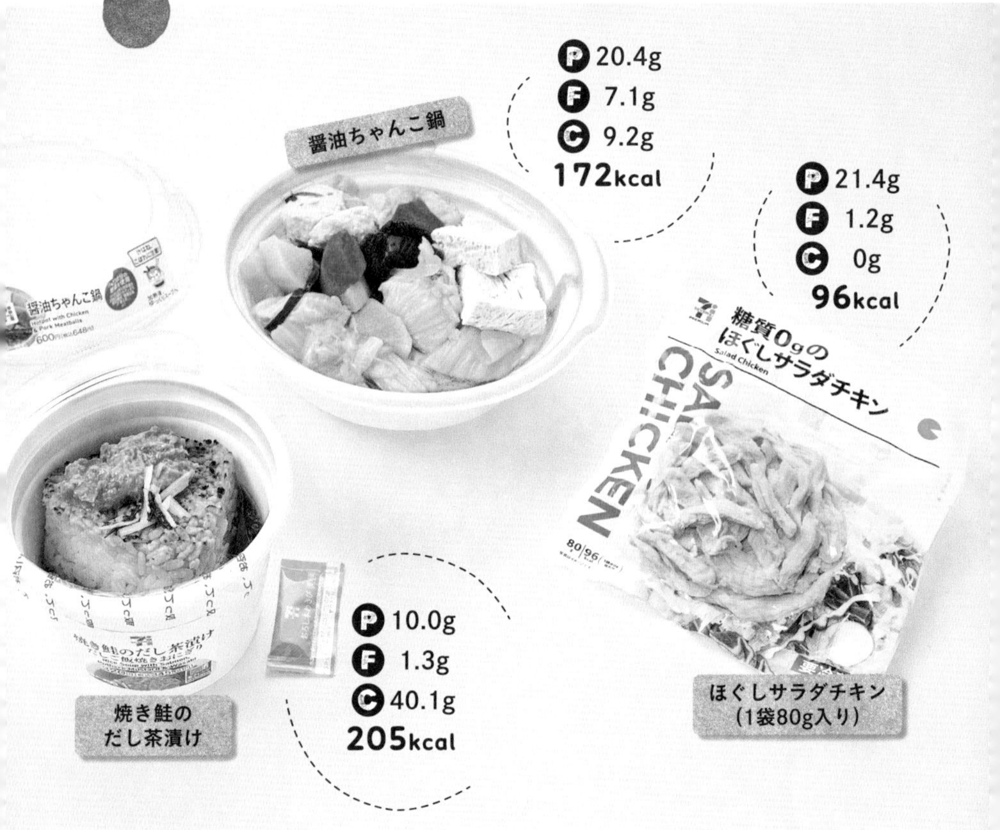
醤油ちゃんこ鍋
P 20.4g
F 7.1g
C 9.2g
172kcal
P 21.4g
F 1.2g
C 0g
96kcal
糖質0gのほぐしサラダチキン
Salad Chicken
SALAD CHICKEN
P 10.0g
F 1.3g
C 40.1g
205kcal
焼き鮭のだし茶漬け
ほぐしサラダチキン
(1袋80g入り)

飽きたときの

メニュー置き換え例

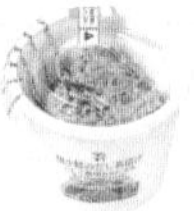

焼き鮭のだし茶漬け

置き換え

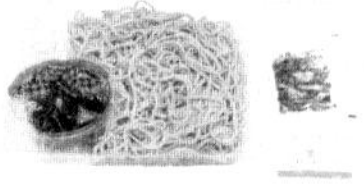

新そば

	カロリー(kcal)	P(たんぱく質)	F(脂質)	C(炭水化物)
夜合計	473kcal	51.8g	9.6g	49.3g
1日合計	1314kcal	100.4g	43.2g	140.1g

※設定数値(P.75)より－76kcal、たんぱく質＋13.4g、脂質－2.8g、炭水化物が－15.9g

Column

同じ
メニューでも
商品によって
数値は異なる

豪華になると脂質は
やっぱり上がりがち

P 16.4g
F 12.7g
C 26.8g
285kcal

good

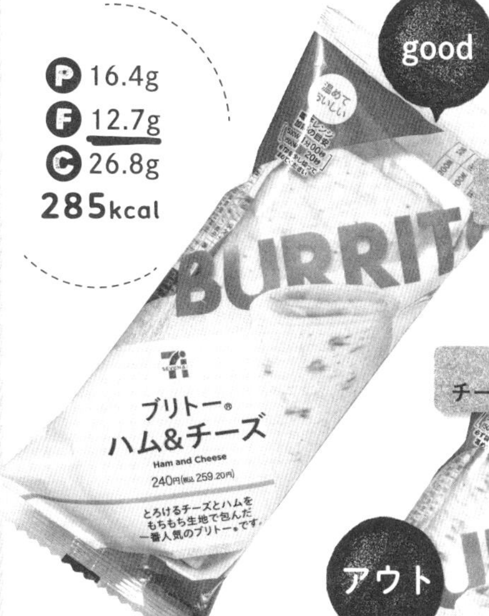
温めておいしい
BURRITO
ブリトー®
ハム&チーズ
Ham and Cheese
240円(税込 259.20円)
とろけるチーズとハムを
もちもち生地で包んだ
一番人気のブリトー®です。

ブリトー
ハム＆チーズ

ブリトー
チーズ２倍ハム＆５種チーズ

アウト

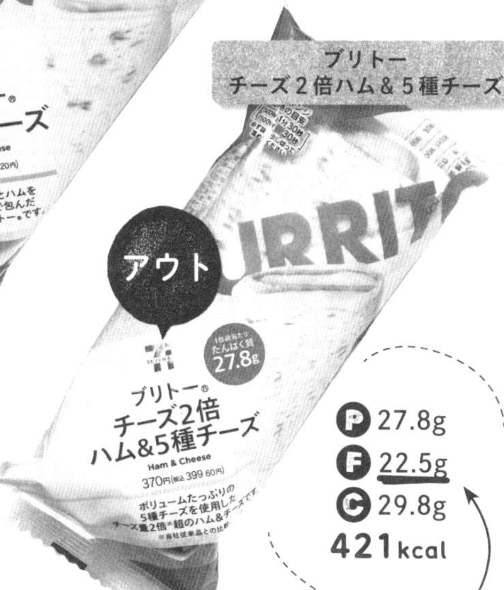
BURRITO
1包装当たり
たんぱく質
27.8g
ブリトー®
チーズ2倍
ハム&5種チーズ
Ham & Cheese
370円(税込 399.60円)
ボリュームたっぷりの
5種チーズを使用した
チーズ量2倍※超のハム&チーズです。
※当社従来品との比較

P 27.8g
F 22.5g
C 29.8g
421kcal

脂質が
約10gもUP!

豪華なのたべたいよね～

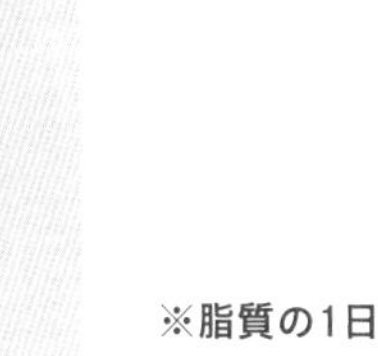

※脂質の1日摂取目安量　23.1g　30.8g　46.3g

主なコンビニ商品※のPFC一覧

P	F	C
たんぱく質	脂　質	炭水化物
1g=4kcal	1g=9kcal	1g=4kcal

＜一覧表の見方＞

●ページ数の記載がないものは、カラーページには紹介されていません。

●「脂質」量が少ない商品順に並べています。

●脂質量が10gを超えるものは、茶色の地色で表示しています。

POINT 1

●カロリー、PFCのg数は1包装あたりで表記しています。

100g単位で表示されている商品が多く、知らずに予想以上の栄養価を摂取している場合があります。

＜商品の栄養成分表示＞ ※商品に貼付されています

(例)

栄養成分表示1包装当り 熱量 601kcal　たんぱく質 14.6g　脂質 18.7g
炭水化物 96.2g（糖質 90.7g 食物繊維5.5g）　食塩相当量 3.2g〈推定値〉

POINT 2

●熱量=カロリー、たんぱく質=P、脂質=F、炭水化物=C

※P=Protein《プロテイン》、F=Fat《ファット》、C=Carbohydrate《カーボハイドレート》

※『セブンイレブン®』の商品を中心に紹介しています。

※コンビニの商品は頻繁に入れ替わるため、2023年10月16日時点のデータになります。
また、同じ商品名でも発売時期によって栄養成分が異なることも多々あります。
商品を選ぶ際の参考資料としてご確認ください。

ページ	1商品あたり栄養成分値 商品名	カロリー kcal	たんぱく質 g	脂質 g	炭水化物 g	小分類
おにぎり・寿司						
9,28,48,66	昆布おにぎり	169	3.2	**0.7**	38.6	おにぎり
39,58	わかめ御飯おむすび	161	2.8	**0.8**	36.6	おにぎり
35,72	紀州南高梅おにぎり	166	2.9	**0.8**	37.7	おにぎり
35,80,94	紅鮭切り身おにぎり	184	7.2	**0.8**	37.7	おにぎり
52	焼おにぎり	205	3.9	**0.8**	46.2	おにぎり
41	辛子明太子おにぎり	170	4.5	**0.9**	36.8	おにぎり
29,58,68	塩むすび	174	2.6	**0.9**	39.7	おにぎり
37	だしむすびおにぎり	177	2.8	**0.9**	40.1	おにぎり
71	炙りたらこおにぎり	178	5.3	**0.9**	37.8	おにぎり
41	梅おかかおにぎり	186	4.4	**0.9**	41.1	おにぎり
9	ちりめん山椒おにぎり	192	4.9	**0.9**	41.8	おにぎり
23,43,60	赤飯おこわおむすび	225	5.1	**0.9**	50.0	おにぎり
31	梅こんぶおむすび	152	3.7	**1.2**	33.8	おにぎり
55	鮭すじこおにぎり	191	5.3	**1.3**	40.4	おにぎり
36	熟成いくらおにぎり	182	4.5	**1.6**	38.2	おにぎり
69	紅しゃけおにぎり	175	4.7	**1.8**	35.9	おにぎり
ー	ひきわり納豆巻	174	5.3	**1.9**	35.1	寿司
ー	わさび納豆巻	194	5.3	**1.9**	40.4	寿司
76	ねぎ味噌おにぎり	197	3.5	**2.0**	42.5	おにぎり
ー	納豆巻	192	5.6	**2.1**	39.2	寿司
48	とり五目おにぎり	204	5.6	**2.0**	41.8	おにぎり
46	サーモンの寿司	214	6.6	**2.9**	41.0	寿司
ー	舞茸おこわおむすび	210	5.4	**3.1**	40.6	おにぎり
ー	香り箱の寿司	197	6.0	**3.9**	35.1	寿司
ー	梅しそいなり寿司	214	5.4	**4.3**	40.1	寿司
ー	牛そぼろおにぎり	229	5.6	**4.4**	42.5	おにぎり
35,52	五目いなり	206	5.5	**4.6**	36.7	寿司
ー	炒飯おむすび	210	5.7	**5.4**	35.1	おにぎり
55	いなりと巻き寿司の詰合せ	467	14.2	**8.9**	84.6	寿司
19	ツナマヨネーズおにぎり	259	5.1	**10.7**	36.5	おにぎり
ー	和風ツナマヨネーズおにぎり	288	5.4	**12.1**	40.2	おにぎり
ー	炙り焼きソーセージおにぎり	275	5.6	**12.7**	35.2	おにぎり
パックごはん・おかゆ・お茶づけ						
ー	あきたこまち小盛りごはんパック(1パック130g入り)	179	3.1	**0**	41.5	パックごはん

ページ	商品名　1商品あたり栄養成分値	カロリー kcal	たんぱく質 g	脂質 g	炭水化物 g	小分類
—	ゆめぴりかごはんパック(1パック150g入り)	207	3.5	0	48.1	パックごはん
—	ひとめぼれごはんパック(1パック200g入り)	280	4.6	0	65.0	パックごはん
—	サトウのごはんパック(1パック200g入り)	294	4.2	0	67.8	パックごはん
—	サトウのごはん大盛りパック(1パック300g入り)	441	6.3	0	101.7	パックごはん
85	味の素 白がゆ(1パック250g入り)	85	1.5	0.2	19.0	パウチごはん(おかゆ)
70	味の素 梅がゆ(1パック250g入り)	93	2.0	0.2	21.0	パウチごはん(おかゆ)
—	永谷園 梅干茶づけ(1カップ126g入り)	190	2.8	0.4	43.7	カップ茶漬け
—	ごはんパック(1パック180g入り)	281	4.5	0.5	66.8	パックごはん
34	味の素 紅鮭がゆ(1パック250g入り)	98	3.8	0.7	19.0	パウチごはん(おかゆ)
—	十六雑穀ごはんパック(1パック160g入り)	272	5.1	0.8	58.7	パックごはん
46	永谷園 さけ茶づけ(1カップ128g入り)	201	5.6	0.9	42.7	カップ茶漬け
—	発芽玄米ごはんパック(1パック160g入り)	253	4.4	0.9	55.1	パックごはん
—	味の素 鶏がゆ (1パック250g入り)	100	4.8	1.0	19.0	パウチごはん(おかゆ)
33,90	海鮮中華粥	119	6.6	1.0	21.8	チルド弁当
—	もち麦ご飯パック(1パック150g入り)	204	3.9	1.0	46.4	パックごはん
—	赤飯パック(1パック160g入り)	285	7.5	1.1	62.5	パックごはん
30,96	焼き鮭のだし茶漬け	205	10.0	1.3	40.1	チルド弁当
—	玄米ごはんパック(1パック160g入り)	229	3.8	1.4	50.9	パックごはん
—	御飯(1パック200g入り)	340	5.6	1.6	76.4	チルド弁当
—	御飯大盛(1パック250g入り)	438	7.3	1.8	99.0	チルド弁当
83	味の素 玉子がゆ(1パック250g入り)	100	4.3	2.5	15.0	パウチごはん(おかゆ)
—	五目チャーハン(1食)	646	16.5	24.0	92.4	チルド弁当

冷凍ごはん

ページ	商品名	カロリー kcal	たんぱく質 g	脂質 g	炭水化物 g	小分類
—	焼きおにぎり(1袋2個入り)	332	6.6	0.8	75.2	冷凍食品
47	ビビンバ風焼おにぎり(1袋2個入り)	376	9.8	3.8	75.8	冷凍食品
47,68	EASE UP ろかプレート(1パック340g入り)	439	13.9	7.1	81.9	冷凍食品
72,95	ザ☆チャーハン(1カップ170g入り)	302	6.5	8.9	49.0	冷凍食品
—	炒飯(1袋170g入り)	326	7.3	11.0	49.9	冷凍食品

ページ	1商品あたり栄養成分値 商品名	カロリー kcal	たんぱく質 g	脂　質 g	炭水化物 g	小分類
ー	EASE UP コムタンクッパ(1パック300g入り)	379	12.1	15.8	49.7	冷凍食品
ー	EASE UP カルビクッパ(1パック330g入り)	435	14.3	17.9	57.0	冷凍食品
ー	すみれチャーハン(1袋300g入り)	567	18.6	21.3	75.9	冷凍食品
ー	極上炒飯(1袋300g入り)	632	16.2	21.6	94.5	冷凍食品
ごはん系お弁当・丼						
ー	一膳あさりごはん	300	8.4	1.6	63.4	小盛弁当
9	麦とろ丼	390	6.5	2.3	89.5	チルド弁当
64	一膳ごはん赤鶏さつま肉そぼろとだしご飯	345	10.9	4.0	67.3	小盛弁当
86	一膳ごはん鶏そぼろとだし飯	338	12.1	4.6	62.9	小盛弁当
ー	一膳ごはんたらこバター醤油	313	9.6	5.2	59.2	小盛弁当
40	一膳ごはん 鮭と明太子のごはん	309	8.7	5.6	56.8	小盛弁当
ー	紅鮭明太子ごはん	499	13.5	5.6	99.3	常温弁当
ー	一膳ごはん炭火焼きとり	357	14.8	7.6	58.9	小盛弁当
62	炭火焼き鳥丼	597	41.9	8.2	91.6	チルド弁当
93	鶏の照り焼きとそぼろのお弁当	464	23.4	8.4	74.9	常温弁当
38,82	一膳ごはん炙り焼き銀鮭と和風おかず	394	13.0	8.4	67.8	小盛弁当
ー	一膳ごはんミニのり弁当	409	10.8	9.9	70.6	小盛弁当
ー	一膳ごはんあらほぐしさばとだし飯	381	12.0	10.1	61.5	小盛弁当
ー	親子丼	588	25.3	11.1	100.7	チルド弁当
ー	炭火焼き豚丼	580	28.4	11.9	91.1	チルド弁当
ー	麻婆豆腐丼	582	18.9	12.3	101.9	チルド弁当
ー	きのこ炊き込み御飯幕の内	515	20.2	13.9	80.0	常温弁当
ー	鶏めし	545	19.1	14.7	85.8	常温弁当
ー	ハヤシライス	533	10.9	15.8	90.1	チルド弁当
ー	中華丼	579	16.6	16.1	94.9	チルド弁当
ー	ガパオライス	603	27.8	16.4	89.0	チルド弁当
ー	おにぎりランチ	523	16.6	17.2	76.9	常温弁当
ー	ロースかつ丼	863	31.2	18.7	145.5	チルド弁当
ー	ねぎ塩豚カルビ弁当	640	19.5	19.1	101.6	常温弁当
ー	豚焼肉弁当	676	24.1	19.6	102.9	常温弁当
ー	玉子のニラ玉弁当	653	20.8	20.3	99.6	チルド弁当
ー	鉄板焼きハンバーグ丼	742	26.0	21.4	115.8	チルド弁当
19	海苔弁当	711	16.3	22.4	113.5	常温弁当
ー	唐揚げ弁当	692	33.2	22.4	91.7	常温弁当

ページ	1商品あたり栄養成分値 商品名	カロリー kcal	たんぱく質 g	脂　質 g	炭水化物 g	小分類
ー	若鶏のチキンステーキ弁当	845	41.4	**23.3**	120.3	常温弁当
ー	炭火焼き牛カルビ弁当	794	18.4	**23.9**	127.4	常温弁当
ー	牛めし	645	17.5	**25.0**	90.4	チルド弁当
13,19	お好み幕の内	733	22.0	**27.5**	101.2	常温弁当
ー	イカフライ御飯	706	13.2	**28.1**	101.3	常温弁当
ー	ロースとんかつ弁当	926	33.8	**38.3**	114.0	常温弁当
ー	ホイコーロー炒飯	873	18.5	**43.9**	105.4	チルド弁当
惣菜パン						
ー	ミニナン（1袋2枚入り）	254	8.0	**3.4**	47.8	チルド惣菜
23,37	焼きそばパン	269	6.8	**5.5**	48.9	惣菜パン
34	たんぱく質が摂れるチキン＆ブロッコリーサンド	178	20.3	**5.5**	12.7	サンドイッチ
24,84	肉まん	205	6.4	**5.9**	32.1	中華まん
53	たんぱく質が摂れるチキンロール	248	27.7	**6.4**	21.5	ロール
ー	ピザまん	199	6.5	**6.6**	28.9	中華まん
91	みらいデリロールたんぱく質が摂れるチキン&チリ	276	25.8	**8.5**	25.4	ロール
79	ツナサラダロール	218	10.2	**9.3**	24.2	ロール
ー	ブリトー モッツァレラとバジルのマルゲリータ	255	12.3	**9.4**	31.1	惣菜パン
91	トマトソースのピザパン	216	6.4	**9.7**	26.3	惣菜パン
65	たんぱく質が摂れるチキン&チリ	294	25.9	**9.7**	27.9	ロール
ー	チーズナン（1袋1枚入り）	335	13.9	**9.9**	48.9	冷凍食品
97	ブリトー ハム&チーズ	285	16.4	**12.7**	26.8	惣菜パン
ー	ラップデリ蒸し鶏のシーザーサラダ	271	13.2	**13.2**	26.2	ロール
ー	チーズバーガー	321	14.5	**14.6**	34.2	ロール
ー	カレーパン	292	5.9	**15.0**	34.1	惣菜パン
ー	チーズオニオンスティック	279	7.3	**15.1**	29.2	惣菜パン
ー	ハムカツサンド	306	7.6	**15.1**	35.7	サンドイッチ
21,24	大入り豚まん	362	10.6	**15.3**	46.4	中華まん
ー	ブリトー ベーコン&クワトロチーズ	312	15.6	**15.4**	28.5	惣菜パン
ー	シャキシャキレタスサンド	271	9.7	**15.5**	24.3	サンドイッチ
ー	メンチカツパン	368	9.5	**15.5**	49.0	惣菜パン
ー	ホットドッグ	264	10.0	**15.6**	21.6	ロール
ー	バゲットサンド ロースハム&チーズ	275	12.4	**15.7**	21.8	ロール
ー	ソーセージエッグマフィン	334	17.4	**16.7**	29.5	ロール
19	ミックスサンド	306	10.0	**17.6**	27.8	サンドイッチ
ー	ツナ&たまごサンド	287	9.0	**18.3**	22.2	サンドイッチ

ページ	1商品あたり栄養成分値 商品名	カロリー kcal	たんぱく質 g	脂質 g	炭水化物 g	小分類
ー	ハムとたまごのサンド	318	12.2	**18.3**	26.9	サンドイッチ
ー	お店で揚げたカレーパン	321	6.2	**18.6**	33.4	カウンター惣菜
ー	コロッケパン	419	7.4	**18.6**	56.9	惣菜パン
ー	ツナオニオンのピザパン	297	7.0	**19.1**	24.8	惣菜パン
ー	チキンカツサンド	407	17.2	**20.3**	39.9	サンドイッチ
ー	ジューシーハムサンド	345	11.9	**21.0**	27.9	サンドイッチ
97	ブリトー チーズ2倍ハム&5種チーズ	421	27.8	**22.5**	29.8	惣菜パン
ー	照焼チキンとたまごサンド	367	15.2	**23.4**	24.6	サンドイッチ
ー	たまごサラダロール	342	7.5	**24.8**	22.6	ロール
ー	つぶつぶコーンマヨネーズ	382	5.6	**25.2**	34.4	惣菜パン
ー	粗挽きポークソーセージパン	406	11.1	**26.2**	31.9	惣菜パン
19	たまごサンド	396	10.1	**30.3**	21.3	サンドイッチ
ー	タルタルフィッシュバーガー	522	13.2	**31.6**	47.0	惣菜パン
ー	三元豚とんかつサンド	664	22.0	**34.1**	69.5	サンドイッチ
BASE BREAD®（ベースブレッド）						
ー	ベースフードベースクッキーアールグレイ(1袋35g入り)	159	7.6	**6.5**	19.1	栄養バランス食品
ー	ベースフードベースクッキーココア(1袋35g入り)	160	7.7	**6.9**	18.4	栄養バランス食品
ー	ベースフードベースクッキーココナッツ(1袋35g入り)	159	6.9	**7.4**	17.8	栄養バランス食品
61	ベースブレッドミニ食パンレーズン(2枚入り)	281	13.5	**7.4**	38.1	栄養バランス食品
43,76	ベースブレッドメープル(2個入り)	235	13.5	**9.1**	27.2	栄養バランス食品
56	ベースブレッドシナモン(2個入り)	262	13.5	**8.5**	29.4	栄養バランス食品
ー	ベースブレッドチョコレート(1個入り)	232	14.0	**8.7**	27.0	栄養バランス食品
菓子パン						
42	つぶあんまん(近畿限定)	202	5.5	**1.8**	41.9	中華まん
23	こしあんぱん	278	6.8	**4.5**	54.9	菓子パン
40	つぶあんぱん(近畿限定)	274	7.0	**4.8**	53.2	菓子パン
31	カスタードブレッド	235	5.5	**5.6**	41.2	菓子パン
ー	ごまあんまん	243	4.6	**5.7**	44.3	中華まん
ー	チョコブレッド	251	5.7	**7.7**	40.4	菓子パン
ー	かにぱん(1袋2個入り)	272	7.3	**8.6**	41.3	菓子パン
85	チョココロネ	241	4.3	**8.8**	36.9	菓子パン
ー	りんごのデニッシュ	237	2.6	**9.1**	36.7	菓子パン
89	ダブルクリームパン	267	7.2	**9.3**	39.5	菓子パン

ページ	1商品あたり栄養成分値 商品名	カロリー kcal	たんぱく質 g	脂質 g	炭水化物 g	小分類
ー	シナモンロール	190	5.6	**10.0**	26.1	菓子パン
ー	メロンパン	338	6.9	**11.4**	52.5	菓子パン
ー	熟成チーズの蒸しケーキ	312	5.1	**12.5**	45.0	菓子パン
ー	シュガーマーガリン	307	5.3	**13.5**	41.1	菓子パン
ー	苺ジャム&マーガリン	348	6.5	**13.5**	50.8	菓子パン
ー	つぶあん&マーガリン	376	8.7	**13.6**	56.1	菓子パン
ー	フルーツミックスサンド	270	4.7	**13.7**	33.0	サンドイッチ
ー	チョコ&ホイップロール	311	6.0	**14.5**	40.3	菓子パン
ー	リングビスケット(1袋2個入り)	404	8.0	**14.6**	61.0	ドーナツ
ー	チョコレートクロワッサン	262	3.6	**15.4**	27.4	菓子パン
ー	甘食風しっとりケーキ	331	4.6	**16.0**	42.8	菓子パン
ー	フレンチトースト	394	9.7	**17.5**	50.8	菓子パン
ー	パンケーキメープル&マーガリン(1袋2個入り)	432	4.4	**17.8**	63.8	菓子パン
ー	ランチパック つぶつぶピーナッツ(1袋2個入り)	342	7.6	**18.0**	37.6	菓子パン
ー	ちぎりパン	373	7.4	**19.7**	42.5	菓子パン
ー	練乳ミルクフランス	359	6.6	**20.6**	37.4	菓子パン
ー	もちもちシュガーリング	300	1.0	**21.4**	26.0	ドーナツ
ー	たまご蒸しパン	395	5.0	**22.2**	44.0	菓子パン
ー	シフォンケーキ	545	10.0	**23.6**	73.5	菓子パン
ー	ナイススティック	471	8.0	**27.3**	48.3	菓子パン
ー	チョコオールドファッション	424	3.4	**30.7**	34.2	ドーナツ

そば・うどん

61	ミニ温そうめん	166	7.3	**1.0**	32.8	カップ麺
84	柚子香るあったかお出汁のそうめんスープ	170	10.4	**1.2**	30.1	カップ麺
ー	さぬきうどん(1袋2食入り)	506	13.0	**2.2**	108.4	冷凍食品
56	鰹だし引き立つわかめ二八そば	273	18.7	**2.3**	47.1	カップ麺
33	ざるそば	341	14.3	**2.7**	67.4	調理麺
35	鍋焼うどん	435	19.6	**4.2**	81.5	冷凍食品
60,96	新そば	350	15.1	**4.4**	65.0	調理麺
28	豚カレーうどん	373	13.6	**6.4**	67.2	冷凍食品
88	海老天二八そば3本入	363	22.7	**6.9**	54.2	カップ麺
38	お月見とろろそば	389	19.0	**7.0**	64.9	調理麺
62	ふっくらお揚げのきつねうどん	422	19.8	**7.5**	70.8	カップ麺
ー	海老天かき玉うどん	416	14.1	**8.5**	72.5	カップ麺
65	だし香るコク旨カレーうどん	485	21.6	**8.3**	83.5	カップ麺

ページ	1商品あたり栄養成分値 商品名	カロリー kcal	たんぱく質 g	脂質 g	炭水化物 g	小分類
ー	関西風肉うどん	279	5.9	**10.0**	41.9	カップ麺
ー	半熟玉子の冷しぶっかけうどん	530	15.4	**10.8**	94.7	調理麺
ー	焼うどん	567	17.8	**12.4**	99.2	うどん/焼きそば
ー	きつねうどん	307	6.6	**13.0**	41.8	カップ麺
ー	天ぷらそば	348	7.8	**17.0**	42.1	カップ麺
ー	きつねうどん 丼型	399	9.0	**17.2**	53.3	カップ麺
ー	どん兵衛きつねうどん	421	9.9	**17.4**	56.1	カップ麺
ー	赤いきつね	412	9.9	**18.0**	52.6	カップ麺
ー	冷したぬきうどん	578	10.0	**18.8**	93.9	調理麺
ー	天ぷらそば丼型	457	10.3	**22.4**	55.0	カップ麺
ー	かき揚げ二八そば	523	19.3	**22.7**	63.3	カップ麺
ー	緑のたぬき	482	11.8	**24.3**	53.9	カップ麺
ー	どん兵衛天ぷらそば	487	9.9	**24.3**	57.2	カップ麺

パスタ・パスタサラダ

ページ	商品名	カロリー kcal	たんぱく質 g	脂質 g	炭水化物 g	小分類
66	海老とトマトのパスタサラダ	264	11.0	**7.7**	39.4	パスタサラダ
95	豚しゃぶおだしパスタ	402	23.5	**8.3**	60.3	パスタ
90	ツナと大根おろしの和風パスタ	419	26.1	**9.2**	60.3	パスタ
ー	冷製パスタ海老とチーズのトマト	370	14.8	**9.3**	59.6	パスタ
ー	たらこといかの和風パスタ	411	17.7	**9.6**	66.0	パスタ
ー	グリルチキンのパスタサラダ	391	17.7	**10.6**	58.3	パスタサラダ
ー	トマトと生ハムのバジルパスタサラダ	265	10.3	**10.8**	33.3	パスタサラダ
ー	スパゲッティサラダ（1袋90g入り）	159	3.7	**11.6**	10.6	パスタサラダ
ー	ベーコンとチーズのナポリタン	491	17.7	**12.1**	80.5	パスタ
ー	ミートパスタ	527	21.4	**14.5**	80.7	パスタ
ー	大盛ペペロンチーノ	529	21.6	**15.4**	80.9	パスタ/冷凍食品
ー	ミートソース	502	18.1	**15.6**	76.7	パスタ/冷凍食品
ー	マカロニサラダ（1袋100g入り）	208	4.7	**15.8**	12.2	パスタサラダ
ー	ベーコンのペペロンチーノ	446	17.3	**16.5**	59.1	パスタ
ー	ナポリタンスパゲッティ	463	14.9	**16.7**	65.9	パスタ/冷凍食品
ー	カルボナーラスパゲッティ	440	16.0	**17.1**	57.3	パスタ/冷凍食品
ー	豚しゃぶパスタサラダ	379	16.9	**18.2**	39.0	パスタサラダ
ー	カプリチョーザ監修 トマトとニンニク	497	17.5	**21.0**	62.3	パスタ/冷凍食品
ー	ゴールド 金のボロネーゼ	564	24.9	**22.5**	69.2	パスタ/冷凍食品
ー	ベーコンペッパーマカロニサラダ（1カップ）	318	8.9	**23.7**	18.4	パスタサラダ
ー	大盛ガーリックトマトソースパスタ	743	30.4	**24.0**	106.8	パスタ

ページ	1商品あたり栄養成分値 商品名	カロリー kcal	たんぱく質 g	脂質 g	炭水化物 g	小分類
ー	ゴールド 金のトマトチーズパスタ	538	22.6	**25.9**	56.6	パスタ/冷凍食品
ー	大盛明太マヨのスパゲッティ	779	24.0	**31.3**	106.3	パスタ
ラーメン・焼きそば・中華麺・フォー						
59,77	糖質0g低カロリー麺 辛麺スープ付き	52	3.6	**0.9**	9.6	チルド惣菜
88	サイクルミー　ベトナムフォースパイス香る牛肉風味	99	2.7	**1.9**	18.2	カップスープ
82	塩ワンタン麺	411	23.9	**3.1**	74.4	カップ麺
29	冷し中華(冷凍食品)	387	15.7	**3.7**	74.1	冷凍食品
52	ミニ冷し中華	270	9.5	**3.8**	50.8	調理麺
ー	冷たい生姜醤油ラーメン	347	13.2	**4.3**	65.9	調理麺
83	糖質0g低カロリー麺 坦々ごまだれつゆ付き	95	2.0	**4.9**	12.9	チルド惣菜
44,71	鶏ガラスープの中華そば	379	20.7	**5.9**	63.0	カップ麺
ー	冷し中華	475	18.8	**7.6**	85.2	調理麺
ー	酸ラータン麺	441	21.9	**9.7**	69.2	カップ麺
ー	喜一塩ラーメン	451	24.1	**10.9**	65.3	冷凍食品
ー	焼きビーフン	371	8.6	**11.3**	60.5	うどん/焼きそば
ー	シーフードヌードル	322	9.2	**12.2**	44.8	カップ麺
ー	しょうゆラーメン	413	19.2	**12.8**	56.5	冷凍食品
ー	チャーシューと味付き玉子のラーメンサラダ	351	11.4	**13.4**	47.6	ラーメンサラダ
ー	シーフードヌードル	340	8.9	**13.6**	45.5	カップ麺
ー	醤油ヌードル	354	10.7	**13.9**	47.5	カップ麺
ー	カップヌードル	351	10.5	**14.6**	44.5	カップ麺
ー	チリトマトヌードル	354	8.4	**15.4**	45.5	カップ麺
ー	五目あんかけ焼そば	465	13.6	**15.6**	70.0	冷凍食品
ー	一風堂 トムヤムクン豚骨ヌードル	421	16.7	**15.7**	55.1	冷凍食品
ー	カレーヌードル	392	8.6	**16.1**	54.7	カップ麺
ー	緑黄色野菜がとれるパリパリ麺のサラダ	327	9.6	**16.3**	37.7	おかずサラダ
ー	担々麺	387	11.3	**16.6**	49.9	カップ麺
ー	カップヌードルビッグ	457	12.7	**18.4**	60.2	カップ麺
ー	みそラーメン	474	19.0	**19.0**	58.6	冷凍食品
ー	チリトマトヌードルビッグ	487	12.1	**19.4**	65.9	カップ麺
ー	シーフードヌードルビッグ	477	11.9	**20.2**	61.8	カップ麺
ー	カレーヌードル	422	9.0	**20.4**	50.6	カップ麺
ー	ゴールド 一風堂	491	15.0	**20.8**	63.0	カップ麺
ー	ゴールド 山頭火	503	14.9	**21.2**	65.4	カップ麺

ページ	1商品あたり栄養成分値 商品名	カロリー kcal	たんぱく質 g	脂　質 g	炭水化物 g	小分類
ー	油そば	714	19.7	**21.6**	112.9	カップ麺
ー	ゴールド とみ田	507	12.4	**22.6**	65.7	カップ麺
ー	冷しごま豆乳坦々麺	540	15.3	**23.0**	71.0	調理麺
ー	蒙古タンメン中本辛旨味噌	542	12.6	**23.0**	73.4	カップ麺
ー	蒙古タンメン中本 汁なし麻辛麺	567	19.5	**23.4**	72.7	冷凍食品
ー	ゴールド すみれ	564	14.8	**24.8**	73.2	カップ麺
ー	ペヤング	544	8.9	**27.6**	64.9	カップ麺
ー	蒙古タンメン中本味噌まぜそば	744	15.4	**29.0**	107.4	カップ麺
ー	カレーヌードルビッグ	588	12.5	**29.7**	67.7	カップ麺
ー	ビャンビャン麺	603	18.5	**32.2**	63.0	カップ麺
ー	一平ちゃん夜店の焼そば大盛	788	13.0	**36.3**	102.2	カップ麺
ー	胡麻が濃厚な坦々麺	764	30.7	**42.0**	70.2	冷凍食品
ー	大盛りソース焼そば	795	13.7	**43.0**	90.5	カップ麺
ー	ペヤング超大盛	1081	19.0	**54.3**	129.1	カップ麺

はるさめ

70	春雨ヌードル シーフード味	128	1.4	**0.6**	29.7	カップスープ
41,55	春雨スープ かきたま	70	1.6	**0.7**	14.5	カップスープ
39,67,92	サイクルミー スープ春雨ゆず香る鯛だし	71	1.3	**1.1**	14.3	カップスープ
29,64	春雨スープ ワンタン	86	1.5	**1.4**	17.1	カップスープ
36,69	春雨ヌードル 辛タンメン味	150	2.4	**3.6**	27.6	カップスープ
37	春雨スープ 担々麺味	122	3.5	**4.2**	18.2	カップスープ
47,89	蒸し鶏と胡麻のさっぱり春雨サラダ(1カップ)	136	5.1	**4.4**	20.9	チルドサラダ
78	チャプチェ	228	5.4	**6.7**	38.1	チルド惣菜

ピザ・お好み焼・たこ焼・天津

71	海老とにらの蒸し餃子(1袋88g入り)	152	2.8	**5.1**	24.2	冷凍食品
45,49,54,77,88	レンジで焼き餃子(1袋5個入り)	164	8.8	**6.0**	19.5	冷凍食品
63	ピリ辛水餃子(3個入り)	209	6.6	**8.3**	27.9	チルド惣菜
ー	春巻(1本)	153	2.9	**9.6**	14.5	カウンター惣菜
ー	海老蒸し餃子(1袋88g4個入り)	194	2.7	**9.6**	24.2	冷凍食品
ー	ゴールド 金の4種チーズピッツァ	363	16.3	**10.9**	50.6	冷凍食品
ー	小籠包(1袋4個入り100g入り)	193	8.5	**11.0**	15.0	冷凍食品
ー	明太もちお好み焼	280	12.5	**11.3**	33.8	冷凍食品
ー	ゴールド 金のマルゲリータ	373	17.4	**11.7**	51.2	冷凍食品
ー	海鮮お好み焼	312	14.3	**11.9**	38.9	冷凍食品

ページ	1商品あたり栄養成分値 商品名	カロリー kcal	たんぱく質 g	脂質 g	炭水化物 g	小分類
ー	たこ焼(1袋6個入り)	320	12.0	**12.9**	40.5	冷凍食品
ー	にら焼き餅(1袋120g入り)	280	4.4	**13.7**	35.5	チルド惣菜
49	焼き餃子(1パック5個入り)	366	11.9	**18.9**	38.7	チルド惣菜
ー	とん平焼き(1パック115g入り)	296	12.9	**20.2**	15.9	冷凍食品
ー	築地銀だこ たこ焼(1袋6個入り)	385	12.2	**21.3**	37.4	冷凍食品
ー	肉焼売(1パック6個入り)	378	21.1	**21.8**	25.2	チルド惣菜
ー	肉焼売(1パック180g6個入り)	403	20.3	**24.7**	25.7	冷凍食品
グラタン・ドリア						
32,73,93	チーズのミートドリア	401	11.6	**9.3**	69.2	グラタン/ドリア
ー	EASE UP チーズリゾット	375	8.6	**13.1**	56.5	冷凍食品
ー	海老ドリア	440	15.6	**14.1**	64.6	グラタン/ドリア
ー	ナスとミートソースのグラタン	335	12.5	**14.3**	41.1	グラタン/ドリア
ー	明太子のポテトグラタン	338	13.5	**14.4**	40.8	グラタン/ドリア
ー	マカロニグラタン	312	12.6	**15.5**	31.5	冷凍食品
ー	マルゲリータ風グラタン	350	16.8	**15.7**	37.1	グラタン/ドリア
ー	海老グラタン	403	18.6	**18.6**	41.5	グラタン/ドリア
73	EASE UP ミートドリア	551	13.3	**20.9**	79.2	冷凍食品
惣菜／牛肉						
81	牛すじこんにゃく	104	7.6	**7.1**	3.2	チルド惣菜
ー	和風おろし直火焼ハンバーグ(1袋100g入り)	177	9.9	**11.4**	9.7	チルド惣菜
ー	牛肉ごぼう(1パック100g入り)	188	7.9	**11.4**	14.6	チルド惣菜
ー	チーズハンバーグ(1袋100g入り)	188	9.3	**11.9**	12.1	チルド惣菜
ー	牛肉コロッケ(1個)	215	3.2	**13.9**	20.0	カウンター惣菜
ー	牛肉メンチ(1個)	220	7.3	**14.9**	15.0	カウンター惣菜
ー	直火焼和風ハンバーグ(1袋145g入り)	271	17.8	**15.5**	15.7	チルド惣菜
ー	プルコギチャプチェ(1パック128g入り)	268	9.9	**18.8**	15.4	冷凍食品
ー	鉄板焼ハンバーグ(1パック170g入り)	319	17.0	**19.2**	20.9	チルド惣菜
ー	デミグラスハンバーグ(1袋160g入り)	321	15.4	**21.9**	17.4	チルド惣菜
ー	牛ホルモン焼(1パック110g入り)	302	12.9	**22.7**	12.1	冷凍食品
ー	ゴールド 金のハンバーグ(1袋190g入り)	349	19.6	**24.1**	15.0	チルド惣菜
ー	牛塩ホルモン炒め(1パック105g入り)	301	4.9	**28.6**	6.9	冷凍食品

ページ	1商品あたり栄養成分値 商品名	カロリー kcal	たんぱく質 g	脂質 g	炭水化物 g	小分類
ー	牛カルビ焼（1パック105g入り）	343	12.7	**29.3**	7.2	冷凍食品
ー	特製牛皿（1パック150g入り）	397	15.8	**33.5**	8.5	冷凍食品
惣菜／豚肉						
61	ロースハム（1パック73g入り）	70	12.0	**1.6**	2.0	加工肉
43	生ハムロース（1袋43g入り）	66	10.7	**1.7**	1.9	加工肉
33	おろしと食べる豚もやし	101	13.0	**2.0**	9.7	チルド惣菜
ー	燻製もも生ハム（1パック35g入り）	73	8.5	**3.2**	2.5	加工肉
80	ねぎと焼豚のおつまみナムル（1カップ）	85	6.9	**3.8**	6.7	チルドサラダ
57	焼豚切落し（1袋110g入り）	176	24.9	**4.9**	7.9	チルド惣菜
ー	青椒肉絲（1パック106g入り）	112	8.3	**5.8**	7.7	冷凍食品
43,44,63,81	肉じゃが（1袋210g入り）	218	9.7	**6.3**	32.4	チルド惣菜
57,59,83	豚しゃぶサラダ	171	23.0	**7.5**	3.8	ポークサラダ
ー	旨辛豚キムチ	163	9.5	**7.9**	15.7	チルド惣菜
61	ベーコンガーリック（1パック40g入り）	115	6.3	**9.1**	1.9	チルド惣菜
ー	スモークタン（1パック72g入り）	142	13.8	**9.3**	0.9	加工肉
ー	ねぎ塩豚タン（1パック80g入り）	145	10.9	**10.8**	1.9	冷凍食品
ー	ニラレバ	276	25.2	**11.2**	19.8	チルド惣菜
ー	豚とろ焼き（1パック65g入り）	151	10.4	**11.4**	1.9	チルド惣菜
ー	ベーコン（1パック68g入り）	154	10.1	**11.9**	1.6	加工肉
ー	ゴールド 金の黒酢酢豚（1袋140g入り）	249	10.6	**12.2**	25.3	チルド惣菜
ー	ソフトサラミと生ハムのサラダ	155	7.2	**12.7**	4.4	ポークサラダ
ー	甘酢肉だんご（1袋165g入り）	281	13.4	**13.4**	28.4	チルド惣菜
ー	チーズトッポギ（1パック160g入り）	362	10.4	**14.2**	49.4	冷凍食品
ー	ゴーヤーチャンプルー	202	15.4	**14.3**	5.0	チルド惣菜
ー	つるしチャーシュー（1パック80g入り）	206	15.6	**14.6**	2.9	チルド惣菜
ー	アメリカンドッグ（1本）	301	6.2	**15.0**	37.3	カウンター惣菜
ー	ポークウインナー（1袋72g入り）	180	4.7	**15.6**	5.2	加工肉
ー	もつ煮込み	254	17.3	**16.8**	9.6	チルド惣菜
ー	じゃがいもとベーコン（1袋140g入り）	318	5.3	**17.4**	35.0	冷凍食品
ー	豚もつ煮込み（1袋170g入り）	258	17.7	**18.2**	7.0	チルド惣菜
ー	ハンバーグ（160g2個入り）	340	17.8	**23.4**	16.0	冷凍食品
ー	サムギョプサル（1袋95g入り）	295	16.0	**24.0**	3.8	チルド惣菜
ー	コプチャンミックス（1パック115g入り）	312	17.0	**24.6**	6.1	冷凍食品

ページ	1商品あたり栄養成分値 商品名	カロリー kcal	たんぱく質 g	脂質 g	炭水化物 g	小分類
ー	焼きとん(1パック75g入り)	286	14.3	**25.2**	1.0	冷凍食品
ー	ゴールド 金の豚角煮(1袋150g入り)	363	20.6	**25.5**	12.8	チルド惣菜
21	BIGポークフランク(1本)	316	9.7	**27.9**	6.5	カウンター惣菜
ー	チョリソー(1パック94g入り)	340	12.4	**31.2**	2.4	加工肉
ー	あらびきウインナー(1袋112g入り)	350	11.7	**31.6**	4.0	加工肉
ー	ゴールド 金のウインナー(1パック110g入り)	355	13.4	**31.7**	3.7	加工肉
ー	豚肉ときくらげの中華玉子炒め	413	15.7	**33.5**	13.7	チルド惣菜
ー	あらびきポークフランク(1袋240g入り)	758	21.1	**66.2**	19.6	加工肉

惣菜／鶏肉

ページ	商品名	カロリー kcal	たんぱく質 g	脂質 g	炭水化物 g	小分類
48,54,62,65	ピリ辛砂ずりポン酢(1カップ)	60	11.7	**0.3**	2.7	チルドサラダ
67	サラダチキン ハーブ(1袋110g入り)	119	25.9	**0.8-3.4**	0	サラダチキン
58	サラダチキンバー バジル&オリーブ(1本60g入り)	59	12.5	**0.9**	0	サラダチキン
64	サラダチキンバー スモークペッパー(1本60g入り)	63	13.6	**0.9**	0	サラダチキン
86	サラダチキンバー(1本60g入り)	60	12.2	**1.2**	0	サラダチキン
33,69,88	砂肝にんにく炒め(1パック85g入り)	88	15.6	**1.2**	4.3	冷凍食品
96	ほぐしサラダチキン(1袋80g入り)	96	21.4	**1.2**	0	サラダチキン
ー	サラダチキン プレーン(1袋110g入り)	125	26.5	**1.3-2.7**	0	サラダチキン
56	サラダチキン スモーク(1袋110g入り)	128	27.9	**1.7**	0	サラダチキン
39,54	鶏むね肉とブロッコリー(1パック150g入り)	110	19.8	**2.0**	4.2	冷凍食品
30	国産鶏の炭火焼(1パック70g入り)	103	17.5	**3.6**	0.2	チルド惣菜
36,53	砂肝の黒胡椒焼き	148	24.3	**4.4**	2.9	チルド惣菜
55,95	ごま油香る塩ザーサイと蒸し鶏のサラダ(1カップ)	72	4.3	**4.5**	4.6	チルドサラダ
60	鶏もつの炭火焼(1パック70g入り)	127	18.3	**5.6**	1.0	チルド惣菜
81	塩レモンからあげ棒	149	10.2	**7.1**	11.6	カウンター惣菜
76	棒棒鶏	126	11.3	**7.2**	4.5	チルド惣菜
66	焼き大根と鶏もものうま煮	164	15.7	**7.3**	10.4	チルド惣菜
41,79	鶏むね肉サラダ	164	21.4	**7.7**	3.5	チキンサラダ
ー	鶏のトマト煮	210	23.3	**8.0**	12.6	チルド惣菜
72,87	焼鳥ももたれ(1パック140g入り)	218	28.8	**8.2**	7.2	冷凍食品
ー	ななチキ	173	14.1	**8.6**	10.0	カウンター惣菜

ページ	1商品あたり栄養成分値 商品名	カロリー kcal	たんぱく質 g	脂質 g	炭水化物 g	小分類
91	サクなげ(うま辛)5個入り	177	13.6	**9.0**	10.8	カウンター惣菜
84	鶏ときのこのトマト煮	203	21.7	**9.4**	9.0	チルド惣菜
—	うま辛コロコロチキン(1パック60g入り)	170	10.1	**9.6**	11.2	チルド惣菜
—	サクなげ5個入り	184	13.3	**10.3**	9.8	カウンター惣菜
—	やげん軟骨(1パック60g入り)	144	11.2	**10.4**	1.7	チルド惣菜
—	ささみチーズカツ(1パック140g入り)	255	22.3	**10.6**	17.9	冷凍食品
—	揚げ鶏	185	13.6	**10.8**	8.5	カウンター惣菜
—	ミートボール(1袋132g入り)	216	9.4	**11.6**	19.1	チルド惣菜
—	からあげ棒	190	7.7	**12.2**	12.8	カウンター惣菜
—	ななチキ(ペッパー&ガーリック)	205	11.9	**12.5**	11.5	カウンター惣菜
—	チーズヤンニョムチキン(1パック115g入り)	262	17.0	**13.7**	18.4	冷凍食品
—	おろしチキンカツ	281	15.2	**15.4**	22.8	チルド惣菜
—	焼きつくね(1パック140g入り)	287	17.0	**15.6**	19.9	チルド惣菜
—	鶏のなんこつ揚げ(1パック60g入り)	222	9.8	**16**	10.1	チルド惣菜
—	ジューシー鶏つくね(1パック130g入り)	270	20.5	**16.9**	9.5	冷凍食品
—	鶏唐揚げ ダブルガーリック(1パック45g入り)	217	5.8	**17.0**	10.8	チルド惣菜
21	グリルチキンのサラダボウル	279	13.4	**17.7**	19.5	チキンサラダ
21	炭火焼き鳥(1パック5本入り)	330	38.5	**17.9**	3.7	チルド惣菜
—	手羽中唐揚げ(可食部100g入り)	319	18.3	**19.8**	16.9	冷凍食品
—	若鶏の和風鶏から揚げ(1袋180g入り)	486	28.4	**30.2**	25.2	冷凍食品

惣菜／魚介類・練り製品

33	ゆずいか	54	4.2	**0.2**	9.0	チルド惣菜
30,40,53,70	カニカマバー(1本75g入り)	73	10.2	**0.2**	7.7	練り製品
45,59,87	たこわさび(1袋45g入り)	34	4.2	**0.3**	3.8	チルド惣菜
89	お刺身かにかま(5本入り)	58	7.6	**0.4**	6.0	練り製品
48,61,69,71,78,81,91	たこぶつ	52	10.8	**0.6**	1.0	チルド惣菜
—	カニ風味 かまぼこ(1袋10本90g入り)	88	7.7	**0.6**	12.9	練り製品
69	ひとくち辛子明太子	71	12.7	**0.7**	3.9	チルド惣菜
—	いか塩辛(1袋70g入り)	71	8.1	**0.8**	7.8	チルド惣菜
52	カニ風味したらば(1本78g入り)	63	6.7	**0.9**	7.3	練り製品
63	いかの炙り焼	86	14.7	**1.1**	4.3	チルド惣菜

ページ	1商品あたり栄養成分値 商品名	カロリー kcal	たんぱく質 g	脂質 g	炭水化物 g	小分類
30,65	いかとニンニクの芽	88	12.5	1.4	6.7	チルド惣菜
44,65	ちくわ(1袋5本105g入り)	123	11.8	1.7	15.4	練り製品
39	太ちくわ(1袋3本150g入り)	154	18.5	1.7	16.8	練り製品
81	いかときゅうりの葱塩サラダ	95	12.1	3.3	4.8	チルドサラダ
66,94	たことブロッコリーのバジルサラダ(1カップ)	85	4.5	4.1	8.8	チルドサラダ
ー	さつまえび玉ねぎ(1袋80g入り)	109	7.0	4.4	10.5	練り製品
ー	さつまたこガーリック(1袋80g入り)	111	7.1	4.4	10.9	練り製品
87	おつまみごぼう天(1袋100g入り)	141	9.5	4.6	15.4	練り製品
30,63	あじの塩焼	115	17.6	4.7	0.5	チルド惣菜
ー	チーズ入り明太マヨ風したらば(1本73g入り)	98	5.9	5.4	6.7	練り製品
87	熟成焼きいか	138	15.8	6.3	4.6	チルド惣菜
0	おつまみカニカマ	153	6.7	6.7	16.5	練り製品
78	七味が香るいか焼き	152	16.6	8.2	3.0	チルド惣菜
31,58	銀鮭の塩焼	142	16.0	8.6	0.1	チルド惣菜
69	さばのおろしぽん酢(1カップ)	144	9.6	8.9	7.5	チルドサラダ
67	焼からふとししゃも(1パック5尾入り)	139	12.2	9.8	0.6	チルド惣菜
ー	冷製ピリ辛焼きいか一味マヨネーズ(1カップ)	161	13.3	10.5	3.5	チルドサラダ
ー	ゴールド 金の海老チリソース	205	9.5	11.4	17.0	チルド惣菜
ー	海老チリ(1パック112g入り)	179	5.2	11.8	13.4	冷凍食品
ー	炙りしめさば	154	10.6	12.3	0.1	チルド惣菜
ー	銀だらの西京焼	227	12.6	15.2	10.1	チルド惣菜
ー	海老マヨネーズのサラダ	270	6.9	20.3	16.0	シーフードサラダ
21	さばの塩焼	253	16.9	20.6	0.1	チルド惣菜
9	さばの味噌煮	283	13.4	21.9	8.0	チルド惣菜
9	銀鮭の塩焼(切り落とし)	305	22.3	23.9	0.1	チルド惣菜
惣菜/たまご類						
9,56,79	ゆでたまご(1個入り)	65	5.8	4.3	0.7	チルド惣菜
ー	とろっとゆでたまご(1個入り)	65	5.9	4.4	0.6	チルド惣菜
ー	韓国風煮たまご(1カップ)	141	12.3	8.4	4.4	チルド惣菜
ー	半熟煮たまご(1袋2個入り)	152	14.8	9.0	3.2	チルド惣菜
28,90	だし巻き玉子(1包装4切れ115g入り)	141	11.3	9.7	2.3	チルド惣菜
ー	厚焼き玉子(1包装4切れ115g入り)	201	12.0	12.2	11.0	チルド惣菜
21	たまごサラダ(1袋80g入り)	263	6.7	25.3	2.3	たまごサラダ

ページ	1商品あたり栄養成分値 商品名	カロリー kcal	たんぱく質 g	脂質 g	炭水化物 g	小分類
惣菜／野菜・海藻類						
29,60	なめこあんの混ぜて食べるねばねばサラダ	24	1.4	**0**	6.4	チルドサラダ
ー	にんにく醤油(1袋70g入り)	48	3.0	**0**	9.1	漬物
90	もずく三杯酢(3パック入り)	54	1.5	**0**	12.3	海藻類
63	かぶ胡瓜(1袋65g入り)	11	0.7	**0.1**	2.3	漬物
60,72	レタスサラダ(1袋80g入り)	12	0.7	**0.1**	2.7	カット野菜
68	塩おくら(1袋60g入り)	17	0.4	**0.1**	4.6	漬物
34,36,67	10品目のミックスサラダ(1袋100g入り)	18	0.9	**0.1**	4.5	カット野菜
ー	玉ねぎサラダ(1袋90g入り)	18	0.6	**0.1**	4.6	カット野菜
61	大根サラダ(1袋125g入り)	21	0.7	**0.1**	5.5	カット野菜
ー	ところてん(1個入り)	23	1.9	**0.1**	4.3	海藻類
39,83	旨辛きゃべっキュウ(1カップ)	28	1.7	**0.1**	6.2	チルドサラダ
9	プチトマト(1パック10粒入り)	30	1.1	**0.1**	7.2	チルドサラダ
38,85	小なす漬(1パック105g入り)	48	1.6	**0.1**	9.5	漬物
ー	福神漬け(1袋110g入り)	115	2.2	**0.1**	27.8	漬物
ー	紅しょうが(1袋60g入り)	9	0.1	**0.2**	2.1	漬物
43	ぬか漬(1パック80g入り)	18	0.6	**0.2**	4.0	漬物
32	10種具材のミックスサラダ(1パック)	23	1.2	**0.2**	5.2	チルドサラダ
ー	らっきょう(1袋80g入り)	88	0.5	**0.2**	22.6	漬物
47,66,70	ゆず白菜(1袋95g入り)	27	1.0	**0.3**	5.8	漬物
ー	千切りキャベツ(1袋150g入り)	32	2.0	**0.3**	7.8	カット野菜
ー	きざみオクラ(1袋150g入り)	36	1.9	**0.3**	8.7	カット野菜/冷凍
ー	たくあんと野沢菜としば漬(1パック68g入り)	41	0.6	**0.3**	9.9	漬物
43	コールスロー(1袋130g入り)	42	1.9	**0.3**	10.1	カット野菜
ー	大根と長芋のねばねばサラダ(1カップ)	43	2.1	**0.3**	9.3	チルドサラダ
ー	おしんこ盛合せ(1パック132g入り)	46	1.6	**0.4**	10.4	漬物
ー	韓国産キムチ(1カップ80g入り)	55	2.7	**0.4**	11.4	漬物
ー	浅漬ゆず白菜(1パック200g入り)	64	2.0	**0.4**	14.2	漬物
58	金の梅干(1カップ100g入り)	86	0.7	**0.4**	20.8	漬物
ー	ブロッコリー(1袋140g入り)	42	5.4	**0.5**	7.2	カット野菜/冷凍
45	おつまみ3種キムチ(1カップ)	61	3.7	**0.5**	11.3	漬物
ー	塩味そら豆(1袋可食部74g入り)	93	8.3	**0.5**	15.4	冷凍食品
9	三陸産めかぶ(3パック入り)	33	1.5	**0.6**	6.3	海藻類
70	ポギキムチ(1パック160g入り)	59	4.8	**0.6**	11.0	漬物

ページ	1商品あたり栄養成分値 商品名	カロリー kcal	たんぱく質 g	脂質 g	炭水化物 g	小分類
ー	金時豆(2パック入り)	242	5.6	**0.6**	58.6	チルド惣菜
ー	味付メンマ(1袋70g入り)	32	1.3	**1.5**	4.2	漬物
37	ザーサイ炒め(1袋70g入り)	36	0.8	**1.6**	6.3	漬物
81	かぼちゃのそぼろあん	100	3.9	**1.7**	18.9	チルド惣菜
37,85	切干し大根煮(1袋75g入り)	62	2.8	**2.3**	8.4	チルド惣菜
44,57,85	ツナ&コーンサラダ(1カップ)	54	4.8	**2.4**	4.7	チルド惣菜
ー	焼きとうもろこし(1袋125g入り)	134	4.8	**2.6**	25.2	チルド惣菜
28	ピリ辛ごま白菜(1カップ)	54	2.9	**2.7**	6.1	漬物
34,52	ひじき煮(1袋70g入り)	69	3.4	**2.7**	9.3	チルド惣菜
ー	穂先メンマ(1袋80g入り)	47	1.3	**2.9**	5.1	漬物
ー	野菜豆(2パック入り)	150	8.4	**4.0**	25.6	チルド惣菜
33,78	きんぴらごぼう(1袋70g入り)	98	2.2	**4.1**	14.6	チルド惣菜
ー	黒豆(2パック入り)	212	9.0	**4.4**	39.0	チルド惣菜
80	コールスローサラダ(1カップ)	101	2.4	**5.5**	12.4	チルドサラダ
92	揚げなすのみぞれあえ(1パック140g入り)	95	1.7	**5.7**	10.2	冷凍食品
54,92	彩り具材と香り箱のサラダ	162	14.4	**7.7**	10.2	おかずサラダ
87	明太ポテトサラダ(1袋80g入り)	122	2.7	**7.8**	11.0	チルドサラダ
ー	15種具材のカラフル野菜サラダ	151	4.4	**8.2**	18.6	チルドサラダ
55,89	ポテトサラダ(1袋120g入り)	172	2.4	**8.4**	22.6	チルドサラダ
ー	ごま油香るやみつき無限にんじん(1カップ)	112	4.2	**8.5**	5.8	チルドサラダ
ー	なすの揚げ浸し(1カップ)	122	2.0	**9.0**	9.3	チルド惣菜
86	ふんわりサンチュのやみつきチョレギサラダ(1パック)	109	2.5	**9.2**	5.3	チルドサラダ
82	ベーコンポテトサラダ(1袋90g入り)	152	3.2	**9.6**	14.1	チルドサラダ
ー	かぼちゃサラダ(1袋90g入り)	155	1.3	**10.1**	16.0	チルドサラダ
ー	レンジでフライドポテト(1袋100g入り)	252	3.2	**10.5**	38.3	冷凍食品
ー	やわらかほうれん草とベーコンのサラダ(1パック)	128	3.9	**11.4**	3.4	チルドサラダ
ー	3種レタスとほうれん草のグリーンサラダ(1パック)	116	1.5	**11.7**	1.8	チルドサラダ
ー	和風ポテトサラダ(1カップ)	216	7.6	**13.4**	17.3	チルドサラダ
ー	ごぼうサラダ(1袋90g入り)	165	1.4	**13.8**	9.7	チルドサラダ
ー	ポテトサラダ(1カップ)	237	3.5	**13.8**	25.7	チルドサラダ
ー	ギザギザポテト	302	4.4	**13.8**	42.1	カウンター惣菜
ー	麻婆茄子(1パック110g入り)	174	3.9	**14.4**	8.7	冷凍食品
ー	野菜スティック(1カップ)	170	2.4	**15.0**	7.5	チルドサラダ

ページ	商品名　1商品あたり栄養成分値	カロリー kcal	たんぱく質 g	脂　質 g	炭水化物 g	小分類
19	ロメインレタスのシーザーサラダ(1パック)	212	5.9	**17.0**	9.6	チルドサラダ
―	きたあかりコロッケ(1パック2個入り140g入り)	426	5.6	**31.0**	32.0	冷凍食品
ドレッシング						
―	ノンオイルドレッシング青じそ	24	0.7	**0.0**	5.1	ドレッシング
―	和風ドレッシング	40	0.7	**2.7**	3.5	ドレッシング
―	焙煎ごまドレッシング	76	0.7	**6.3**	4.2	ドレッシング
―	すりおろし野菜ドレッシング	110	0.4	**10.5**	3.5	ドレッシング
大豆製品						
54,64	枝豆(1袋125g入り)	93	8.4	**3.4**	8.9	チルド惣菜
40,72	お豆腐とひじきの煮物(1カップ)	110	8.0	**5.2**	10.1	チルドサラダ
82	うの花(1袋70g入り)	70	2.9	**3.5**	9.3	チルド惣菜
71,95	豆腐バー柚子胡椒風味(1本入り)	104	11.3	**6.2**	1.0	豆腐バー
―	豆腐バー和風だし(1本入り)	104	11.3	**6.2**	1.0	豆腐バー
77	コク旨あんの中華風野菜あんかけ豆腐	154	13.5	**7.0**	10.3	チルド惣菜
46,85	おだし香る豆乳茶碗蒸し	156	18.7	**7.3**	4.4	チルド惣菜
―	塩ゆで枝豆(1袋可食部100g入り)	158	12.9	**7.5**	10.5	冷凍食品
41,89	くずし豆腐と海藻の和サラダ	173	17.3	**9.9**	7.3	おかずサラダ
―	ザ・プライス　絹とうふ(1パック300g入り)	159	13.5	**9.3**	5.7	豆腐パック
―	ザ・プライス　木綿とうふ(1パック320g入り)	195	17.9	**9.9**	9.2	豆腐パック
―	枝豆とひじきの豆腐バー(1本入り)	166	11.0	**10.9**	6.4	豆腐バー
―	豆腐つくねの和風サラダ	232	16.7	**10.9**	19.8	豆腐サラダ
9	金のつぶ たまご醤油たれ納豆(3パック入り)	237	19.5	**11.1**	19.2	納豆パック
―	おからと枝豆の豆腐バー(1本入り)	178	11.9	**11.9**	6.5	豆腐バー
―	極小粒納豆(3パック入り)	264	23.7	**12.0**	20.4	納豆パック
―	濃い絹豆腐(2個入り)	232	20.8	**12.4**	10.4	豆腐パック
―	ザ・プライス　小粒納豆(3パック入り)	237	18.9	**13.2**	14.7	納豆パック
―	小粒納豆(3パック入り)	285	24.3	**14.1**	20.1	納豆パック
―	濃い絹(3個入り)	276	23.4	**14.4**	13.5	豆腐パック
―	濃い木綿豆腐(2個入り)	268	24.0	**14.8**	10.4	豆腐パック
9	絹とうふ(2個入り)	256	21.6	**16.4**	6.0	豆腐パック
―	四川風麻婆豆腐	263	17.5	**16.4**	12.7	チルド惣菜
―	濃い木綿(3個入り)	324	28.5	**18.9**	12.3	豆腐パック

ページ	商品名（1商品あたり栄養成分値）	カロリー kcal	たんぱく質 g	脂質 g	炭水化物 g	小分類
―	木綿とうふ(2個入り)	320	26.4	**21.6**	5.2	豆腐パック
おでん						
―	味しみこんにゃく	5	0.1	**0**	1.8	カウンター横惣菜
―	味しみ白滝	4	0.1	**0.1**	1.8	カウンター横惣菜
―	味しみ大根	12	0.3	**0.1**	3.1	カウンター横惣菜
―	ふんわりはんぺん	29	3.6	**0.1**	3.6	カウンター横惣菜
―	もっちりちくわぶ	64	2.3	**0.3**	13.3	カウンター横惣菜
―	こんがり焼きちくわ	33	3.3	**0.8**	3.3	カウンター横惣菜
―	野菜さつま揚げ	58	3.1	**1.9**	7.5	カウンター横惣菜
―	味しみつみれ	58	6.8	**2.9**	1.2	カウンター横惣菜
―	味しみがんも	54	4.5	**3.6**	1.0	カウンター横惣菜
―	なんこつ入り鶏つくね串	66	7.0	**4.0**	0.7	カウンター横惣菜
―	味しみ絹厚揚げ	58	4.2	**4.4**	1.5	カウンター横惣菜
―	味しみたまご	77	6.7	**4.9**	1.4	カウンター横惣菜
―	ウインナー巻き	80	4.3	**5.1**	4.3	カウンター横惣菜
35,42,68,78	おでん(1パック486g入り)	184	13.6	**6.8**	17.9	チルド惣菜
―	5種おでん	203	18.8	**10.5**	10	チルド惣菜
鍋						
91	1/2日分野菜きのこ鍋	63	5.7	**0.4**	11.4	チルド惣菜
94	あご出汁仕立ての豚しゃぶ鍋	125	8.1	**6.5**	11.1	チルド惣菜
―	ちゃんこ鍋	203	19.6	**6.8**	18.0	チルド惣菜
92	1/2日分の野菜ごま豆乳鍋	172	12.8	**7.0**	17.4	チルド惣菜
36,96	醤油ちゃんこ鍋	172	20.4	**7.1**	9.2	チルド惣菜
―	スタミナキムチ鍋	251	13.6	**12.3**	25.4	チルド惣菜
カレー・シチュー						
32	EASE UP キーマカレー(ごはん付き)	415	10.7	**8.0**	77.7	冷凍食品
―	EASE UP バターチキンカレー(ごはん付き)	485	14.2	**10.9**	84.2	冷凍食品
―	バターチキンカレー(ごはん付き)	522	16.2	**12.0**	89.3	チルド弁当
―	EASE UP ビーフカレー(ごはん付き)	538	16.2	**18.3**	82.2	冷凍食品
―	ゴールド 金のビーフカレー(カレーのみ)	319	19.3	**20.2**	16.9	チルド惣菜
―	欧風ビーフカレー(ごはん付き)	797	27.0	**29.7**	108.8	チルド弁当

ページ	1商品あたり栄養成分値 商品名	カロリー kcal	たんぱく質 g	脂　質 g	炭水化物 g	小分類
ー	ゴールド 金のビーフシチュー(シチューのみ)	462	22.4	**32.6**	21.2	チルド惣菜

カップみそ汁・スープ

ー	永谷園 カップ入みそ汁あさげ	29	2.4	**0.7**	3.1	カップみそ汁
44,72,84	あさりみそ汁	34	3.1	**0.8**	3.8	カップみそ汁
46,55,87	しじみみそ汁	31	2.7	**0.9**	3.4	カップみそ汁
28,58	海苔みそ汁	39	2.3	**0.9**	5.8	カップみそ汁
33,52	なめこみそ汁	37	2.7	**1.0**	4.9	カップみそ汁
35,57	長ねぎみそ汁	47	2.7	**1.0**	6.8	カップみそ汁
59,91	野菜とチキンのコンソメスープ	83	9.8	**1.1**	9.5	チルド惣菜
37	とうふとわかめみそ汁	52	3.0	**1.2**	7.4	カップみそ汁
42	コーンポタージュ	108	1.6	**1.6**	22.3	カップスープ
38,67	7種の野菜みそ汁	58	3.0	**2.4**	6.9	カップスープ
38	揚げなすみそ汁	50	2.6	**2.7**	4.4	カップみそ汁
ー	クノール スープデリクラムチャウダーパスタ入り	150	3.7	**2.8**	27	カップスープ
45	クノール スープデリエビのトマトクリームスープパスタ	160	4.1	**3.0**	29	カップスープ
63,95	ほうれん草とたまごのスープ	61	3.8	**3.4**	4.0	カップスープ
ー	蒙古タンメン豆腐スープ	71	3.7	**3.4**	6.9	カップスープ
82	和風だし香る鶏団子生姜スープ	127	8.9	**3.7**	16.4	チルド惣菜
48	彩り野菜のポトフ	94	7.4	**3.9**	9.1	チルド惣菜
ー	クノール スープデリえびとほうれん草のクリームグラタン	180	4.3	**3.9**	28.0	カップスープ
61	ポテトポタージュ	108	1.5	**4.0**	16.7	カップスープ
31,76	ミネストローネ	113	7.9	**4.1**	13.5	チルド惣菜
ー	鶏ときのこの和風スープ	151	19.0	**5.5**	7.5	チルド惣菜
58,93	具だくさん豚汁	92	4.6	**5.7**	6.3	カップみそ汁
93	中華ワンタンスープ	148	11.4	**5.7**	14.4	チルド惣菜
79	オマール海老のビスク	135	4.0	**6.1**	16.8	チルド惣菜
80	ロゼ豆乳スープ	115	4.5	**6.4**	9.8	カップスープ
94	一風堂 白丸とんこつ豆腐スープ	94	4.6	**6.5**	4.6	カップスープ
87	コクうま豚汁	153	9.9	**8.9**	9.9	チルド惣菜
ー	野菜の旨味けんちん汁	146	10.8	**7.1**	11.7	チルド惣菜
ー	クノール スープデリサクサクパン入りコーンポタージュ	180	2.7	**7.2**	25.0	カップスープ
ー	ボルシチ	167	8.6	**8.7**	15.2	チルド惣菜
ー	すみれ 味噌ワンタンスープ	186	5.4	**10.6**	17.9	カップスープ

ページ	1商品あたり栄養成分値 商品名	カロリー kcal	たんぱく質 g	脂質 g	炭水化物 g	小分類
果物						
65	くちどけりんご(1袋50g入り)	47	0.1	**0**	11.5	冷凍食品
89	フルーツミックス（1袋180g入り）	98	0.4	**0**	25.0	パウチフルーツ
ー	みかん(1袋180g入り)	94	0.5	**0**	23.6	パウチフルーツ
ー	白桃(1袋180g入り)	96	0.5	**0**	24.5	パウチフルーツ
ー	南国フルーツミックス(1袋180g入り)	100	0.4	**0**	25.2	パウチフルーツ
ー	皮むきりんご（1袋80g入り）	46	0.2	**0.1**	11.5	カットフルーツ
28	くちどけいちご(1袋50g入り)	49	0.4	**0.1**	11.7	冷凍食品
ー	ゴールデンパイナップル(110g入り)	58	0.7	**0.1**	15.1	冷凍食品
ー	パイナップル(1袋115g入り)	60	0.7	**0.1**	15.7	カットフルーツ
77	ブルーベリー(1袋130g入り)	81	0.8	**0.1**	21.5	冷凍食品
41	ぶどう(1袋130g入り)	102	0.5	**0.1**	27.4	冷凍食品
ー	白ぶどう(1袋100g入り)	64	0.6	**0.2**	16.9	冷凍食品
9,35	バナナ(1本入り)	86	1.1	**0.2**	22.5	常温スイーツ
ー	アップルマンゴー(1袋110g入り)	72	0.8	**0.3**	18.4	冷凍食品
ー	ゼスプリグリーンキウイ(1袋70g入り)	37	0.6	**0.4**	9.3	カットフルーツ
34	スタールビーグレープフルーツ(1袋120g入り)	55	1.1	**0.4**	13.3	冷凍食品
ー	カットレモン(1袋100g入り)	50	0.7	**0.8**	11.5	冷凍食品
ー	瀬戸内レモン(1袋100g入り)	61	0.9	**0.8**	14.9	冷凍食品
82	フローズンチョコブルーベリー(1袋50g入り)	130	0.7	**8.3**	13.0	冷凍食品
ー	フローズンチョコバナナ(1袋70g入り)	163	1.5	**8.8**	19.5	冷凍食品
和菓子						
ー	寒天ゼリーカロリー0りんご味(1食2個入り)	0	0.2	**0**	1.8	ゼリー
ー	寒天ゼリーカロリー0シャインマスカット味(1食2個入り)	0	0.2	**0.2**	1.6	ゼリー
ー	ほうじ茶わらびもち	129	2.2	**0.3**	30.3	チルド和菓子
ー	水ようかん	198	4.0	**0.3**	46.0	チルド和菓子
ー	黒糖まんじゅうこしあん	206	4.3	**0.3**	47.4	常温和菓子
23	草もち	133	2.8	**0.4**	30.1	チルド和菓子
23	豆大福	145	4.6	**0.5**	31.9	チルド和菓子
ー	よもぎ大福つぶあん	242	3.8	**0.5**	56.6	常温和菓子
ー	豆大福つぶあん	236	5.0	**0.7**	53.8	常温和菓子

ページ	1商品あたり栄養成分値 商品名	カロリー kcal	たんぱく質 g	脂質 g	炭水化物 g	小分類
ー	串団子(1パック3本入り)	396	4.8	**0.9**	92.7	常温和菓子
ー	干しいも(1袋180g入り)	468	7.0	**0.9**	112.3	常温和菓子
ー	黒蜜のとろもちわらび	210	2.4	**1.7**	46.8	チルド和菓子
ー	みるくわらび練乳いちご	168	2.2	**2.1**	35.7	チルド和菓子
ー	洋風芋ようかん	138	1.0	**3.8**	25.5	チルド和菓子
ー	みかんの牛乳寒天	145	3.3	**3.8**	24.6	チルド和菓子
ー	カステラ 五三焼	202	5.3	**5.2**	33.7	チルド和菓子
ー	金ごま 大福こしあん	259	3.8	**6.5**	47.5	常温和菓子
ー	たい焼きカスタードクリーム	208	1.0	**8.5**	32	チルド和菓子
ー	かんりとう饅頭	244	3.6	**9.0**	38.1	チルド和菓子
ー	ココナッツバター餅	194	1.5	**9.1**	26.5	チルド和菓子
ー	今川焼あずきあん(1袋5個入り)	795	19.5	**10.0**	163.5	冷凍食品
ー	生どら焼	308	6.0	**11.4**	46.5	チルド和菓子
ー	大学いも(1袋90g入り)	316	0.6	**12.9**	50.8	冷凍食品
ゼリー系・洋菓子						
44	くだもの充実ミックスゼリー	120	0.4	**0**	30.0	ゼリー
ー	ごろっとミックスゼリー	174	0.6	**0**	43.1	ゼリー
43,44	ごろっとみかんゼリー	182	0.4	**0**	45.2	ゼリー
68	くだもの充実みかんゼリー	133	0.5	**0.1**	32.8	ゼリー
ー	ごろっと梨ゼリー	162	0.1	**0.1**	39.6	ゼリー
ー	珈琲ゼリー	122	0.8	**2.9**	23.1	プリン
ー	雪印メグミルク クリームコーヒーゼリー	129	0.4	**4.3**	22.4	プリン
ー	杏仁豆腐	139	3.0	**5.5**	19.5	チルドデザート
ー	クレープ ストロベリー	158	2.7	**5.6**	24.6	冷凍食品
ー	きみだけのプリン	142	6.2	**5.7**	16.5	プリン
ー	たまごスフレ	165	3.7	**7.9**	19.8	チルドデザート
ー	森永 焼プリン	198	6.6	**7.9**	25.1	プリン
ー	グリコとろーりクリームONプリン	205	4.0	**8.1**	29.1	プリン
ー	グリコ ビッグプッチンプリン	212	2.8	**9.8**	28.1	プリン
ー	とろ生カスタード	175	4.8	**10.7**	14.9	チルドデザート
ー	メイトーのなめらかプリン	174	3.8	**11.1**	14.8	プリン
ー	クレープ チョコバナナ	215	3.3	**11.2**	25.8	冷凍食品
ー	ホットビスケット	244	4.6	**11.7**	30.6	冷凍食品
ー	チョコバナナクレープ	254	3.4	**14.2**	28.4	チルドデザート
ー	しっとりチーズケーキ	225	4.2	**16.6**	14.8	チルドデザート
ー	ミルクプリン	264	4.3	**16.9**	23.8	チルドデザート

ページ	1商品あたり栄養成分値 商品名	カロリー kcal	たんぱく質 g	脂　質 g	炭水化物 g	小分類
ー	カスタード&ホイップのダブルシュー	258	5.6	**17.4**	19.9	チルドデザート
ー	バウムクーヘン	290	4.3	**17.6**	28.8	チルドデザート
ー	モンブラン	264	2.1	**17.9**	24.3	チルドデザート
ー	チーズケーキ	244	4.0	**18.0**	16.6	チルドデザート
ー	エクレア	283	5.6	**18.9**	23.4	チルドデザート
ー	ミルクレープ	267	3.7	**18.9**	20.6	チルドデザート
ー	クッキーティラミス	388	6.0	**25.4**	34.1	冷凍食品
ー	レアチーズ	391	5.1	**25.5**	35.4	冷凍食品
ー	クリームシフォン	451	5.1	**36.7**	25.1	チルドデザート
ヨーグルト						
31,59,66,86	オイコス ブルーベリー	92	10.1	**0**	12.2	ヨーグルト
40,67,70,94	オイコス プレーン	92	10.1	**0**	12.3	ヨーグルト
38,53,71,80,89	オイコス ストロベリー	92	10.2	**0**	12.1	ヨーグルト
43,62,76	オイコス レモン	94	10.1	**0**	13.0	ヨーグルト
29	ブルガリアヨーグルトブルーベリー	116	7.8	**0**	21.2	ヨーグルト
47,64	ソフールプレーン	92	3.9	**2.0**	14.6	ヨーグルト
55	グリコヨーグルト健康	122	4.2	**2.3**	21.0	ヨーグルト
ー	アロエヨーグルト	101	3.9	**2.6**	15.6	ヨーグルト
ー	フルーツサラダヨーグルト	126	4.9	**2.9**	20.1	ヨーグルト
ー	明治 ヨーグルトR-1	89	3.9	**3.4**	10.8	ヨーグルト
88	ブルガリアヨーグルト低糖ヨーグルト	121	6.1	**5.5**	11.7	ヨーグルト
アイスクリーム						
ー	アイスボックス 濃い果実氷巨峰	49	0	**0**	12.2	アイスクリーム
ー	ガリガリ君ソーダ	66	0	**0**	16.8	アイスクリーム
ー	まるでマスカット	126	0	**0**	31.6	アイスクリーム
ー	サクレ レモン	143	0.2	**0**	35.5	アイスクリーム
ー	まるで完熟白桃	112	0.3	**0.1**	27.8	アイスクリーム
ー	まるで巨峰	126	0.2	**0.1**	31.2	アイスクリーム
ー	まるでマンゴー	114	0.2	**0.2**	28.3	アイスクリーム
ー	赤城 ブラック	110	1.8	**3.3**	18.5	アイスクリーム
ー	雪見だいふく（1パック2個入り）	166	2.0	**5.2**	27.6	アイスクリーム
ー	練乳の味わい白くま	269	5.2	**6.2**	48.1	アイスクリーム
ー	いちご大好きな白くま	255	4.9	**6.7**	44.2	アイスクリーム
ー	クーリッシュバニラ	159	2.3	**7.1**	21.4	アイスクリーム
ー	パピコチョココーヒー（1袋2本入り）	178	3.4	**7.6**	24.2	アイスクリーム

ページ	1商品あたり栄養成分値 商品名	カロリー kcal	たんぱく質 g	脂　質 g	炭水化物 g	小分類
ー	爽バニラ	230	3.2	**11.4**	28.6	アイスクリーム
ー	ピノチョコレート（1箱6個入り）	186	2.4	**12.0**	5.8	アイスクリーム
ー	ソフ濃厚チョコレート	196	4.0	**12.3**	18.6	アイスクリーム
ー	チョコバッキー	185	2.4	**12.9**	15.2	アイスクリーム
ー	ワッフルコーン リッチミルク	286	5.0	**13.7**	35.5	アイスクリーム
ー	ゴールド 金のアイスあずき最中	332	4.1	**13.7**	49.4	アイスクリーム
ー	ハーゲンダッツストロベリー	236	4.2	**14.8**	21.4	アイスクリーム
ー	ハーゲンダッツグリーンティー	239	4.8	**14.8**	21.6	アイスクリーム
ー	チョコミントアイス	259	3.2	**15.8**	26.2	アイスクリーム
ー	ハーゲンダッツバニラ	244	4.6	**16.3**	19.9	アイスクリーム
ー	ハーゲンダッツザ・キャラメル	251	2.5	**17.4**	21.2	アイスクリーム
ー	ジャイアントコーンチョコナッツ	282	3.7	**17.7**	26.9	アイスクリーム
ー	チョコモナカジャンボ	314	3.5	**17.9**	34.6	アイスクリーム
ー	ゴールド 金のワッフルコーンマダガスカルバニラ	320	4.9	**18.1**	34.5	アイスクリーム
ー	ブリュレ	293	4.0	**19.7**	24.8	アイスクリーム
ー	板チョコアイス	291	2.5	**21.2**	22.5	アイスクリーム
ー	アーモンドチョコレートバー	288	4.5	**21.9**	19.1	アイスクリーム
ー	スーパーカップ超バニラ	374	5.6	**23.4**	35.3	アイスクリーム

チーズ

45,67	さけるチーズプレーン（1本）	80	6.8	**5.7**	0-0.9	チーズ
ー	さけるチーズとうがらし味（1本）	80	6.8	**5.7**	0-0.9	チーズ
ー	さけるチーズスモーク味（1本）	80	6.8	**5.7**	0-0.9	チーズ
ー	スモークチーズ3種のペッパー入り（1袋33g入り）	117	6.9	**9.6**	0.8	チーズ
ー	雪印 北海道カマンベール切れてるタイプ3個入り	141	8.4	**11.7**	0-2.4	チーズ
ー	雪印メグミルク ベビーチーズ4個入り	148	9.6	**12.0**	0-1.6	チーズ
ー	雪印メグミルク ベビーチーズわさび4個入り	148	8.8	**12.0**	0.8-2.8	チーズ
ー	雪印メグミルク ベビーチーズアーモンド4個入り	152	8.8	**12.8**	0-1.6	チーズ
ー	なめらかキャンディチーズ（1袋90g入り）	271	16.6	**21.6**	0-6.0	チーズ
ー	明治 十勝カマンベール切れてるタイプ6個入り	288	17.4	**23.4**	1.2	チーズ
ー	なめらか6Pチーズ	324	19.8	**26.4**	1.2	チーズ
ー	雪印メグミルク 6Pチーズ	330	21.0	**26.4**	0-3.6	チーズ
ー	北海道カマンベール入り6Pチーズ	318	15.0	**27.6**	2.4	チーズ

ページ	1商品あたり栄養成分値 商品名	カロリー kcal	たんぱく質 g	脂質 g	炭水化物 g	小分類
おつまみ						
—	茎わかめ(1袋78g入り)	92	2.2	**0.2**	23	珍味
—	焼ほたて貝ひも(1袋18g入り)	56	8.2	**0.3**	5.4	珍味
—	さきいか(1袋15g入り)	45	7.0	**0.4**	3.5	珍味
—	くんさき(1袋27g入り)	66	8.3	**0.4**	7.4	珍味
—	やわらかいかくん(1袋25g入り)	54	7.2	**0.5**	5.3	珍味
—	あたりめ(1袋14g入り)	44	9.4	**0.6**	0.1	珍味
—	いかそうめん(1袋18g入り)	57	9.1	**1.1**	2.9	珍味
—	鮭とば(1袋30g入り)	78	14.4	**1.6**	1.5	珍味
—	ビーフジャーキー(1袋45g入り)	133	20.4	**2.3**	7.6	珍味
—	チーズ鱈(1袋32g入り)	108	6.2	**7.2**	4.7	珍味
—	アーモンドフィッシュ(1袋20g入り)	107	5.9	**7.3**	5.2	珍味
—	スティックサラミ(1本17g入り)	87	4.7	**7.4**	0.4	珍味
—	ジャッキーカルパス(1袋28g入り)	139	6.5	**11.5**	2.3	珍味
—	おつまみナッツ(1袋50g入り)	296	10.0	**22.5**	15	豆菓子
—	カルパス(1本60g入り)	298	10.7	**25.5**	6.3	珍味
—	柿ピー(1袋86g入り)	445	16.0	**25.8**	39.6	豆菓子
—	カシューナッツ(1袋75g入り)	462	13.5	**37.5**	20.2	豆菓子
—	バタピー(1袋78g入り)	475	21.1	**38.5**	14.2	豆菓子
—	柿ピー大袋(1袋132g入り)	683	24.5	**39.6**	60.8	豆菓子
—	素焼きアーモンド(1袋72g入り)	459	15.2	**40.5**	12.2	豆菓子
—	ミックスナッツ(1袋80g入り)	536	13.8	**46.3**	15.9	豆菓子
—	4種の素焼きミックスナッツ(1袋80g入り)	528	13.8	**46.8**	15.6	豆菓子
—	バタピー大袋(1袋122g入り)	741	32.9	**60.1**	22.2	豆菓子
プロテインバー						
—	プロフィットささみプロテインバーコンソメ(1本入り)	142	22.0	**1.0**	10.0	プロテインバー
—	プロフィットささみプロテインバーペッパー(1本入り)	144	22.0	**1.0**	10.2	プロテインバー
—	素材まるごとプロテインバーナッツチョコ(1本入り)	168	10.2	**7.9**	14.0	プロテインバー
—	1本満足バープロテインチョコ(1本入り)	195	18.0	**8.5**	12.1	プロテインバー
—	1本満足バープロテインストロベリー(1本入り)	193	17.0	**8.8**	11.6	プロテインバー

ページ	1商品あたり栄養成分値 商品名	カロリー kcal	たんぱく質 g	脂質 g	炭水化物 g	小分類
—	1本満足バープロテインホワイト(1本入り)	199	18.0	**8.9**	12.4	プロテインバー
—	1本満足バープロテインブラック(1本入り)	187	19.0	**9.3**	10.0	プロテインバー
—	1本満足バーシリアルホワイト(1本入り)	188	1.6	**10.0**	23.9	プロテインバー
—	1本満足バーシリアル苺(1本入り)	188	1.5	**10.0**	24.0	プロテインバー
—	森永inバープロテインベイクドチョコ(1本入り)	208	15.8	**10.2**	14.0	プロテインバー
—	森永inバープロテインザクザクチョコ(1本入り)	213	16.9	**10.7**	13.1	プロテインバー
—	サークルミープロテインバーブラック(1本入り)	193	10.0	**10.8**	18.4	プロテインバー
—	サークルミープロテインバーホワイト(1本入り)	209	10.0	**10.8**	19.4	プロテインバー
—	1本満足バーシリアルブラック糖類80%オフ(1本入り)	179	2.4	**11.0**	22.8	プロテインバー
—	1本満足バーシリアルチョコ(1本入り)	195	2.8	**11.0**	22.3	プロテインバー
—	素材まるごとプロテインバーキャラメルナッツ(1本入り)	193	10.1	**11.4**	13.7	プロテインバー
—	森永inバープロテインウェファーバニラ(1本入り)	197	10.3	**12.4**	12.8	プロテインバー
—	森永inバープロテインウェファー抹茶(1本入り)	200	10.3	**12.4**	14.1	プロテインバー
—	森永inバープロテインGOLDオレンジピール&2種のナッツ(1本入り)	258	20.9	**13.2**	14.8	プロテインバー
—	ザバスプロテインバーチョコレート(1本入り)	231	16.8	**13.3**	10.8	プロテインバー
—	森永inバープロテインGOLDクランベリー&ストロベリー(1本入り)	259	20.9	**13.3**	14.4	プロテインバー
—	ザバスソイプロテインバービターチョコ(1本入り)	227	17.4	**13.6**	9.7	プロテインバー
—	1本満足バープロテインベイクドチーズ(1本入り)	231	16.0	**14.0**	10.6	プロテインバー
—	マースBE-KINDダークチョコレート(1本入り)	207	6.3	**14.1**	15.8	プロテインバー
—	1本満足バープロテインベイクドキャラメル(1本入り)	240	16.0	**15.0**	10.6	プロテインバー
—	1本満足バーシリアルギガプロテインキャラメル(1本入り)	326	30.0	**16.0**	16.1	プロテインバー
—	マースBE-KINDキャラメルアーモンド(1本入り)	218	6.8	**16.4**	13.1	プロテインバー
—	1本満足バーシリアルギガプロテインチョコ(1本入り)	332	30.0	**17.0**	15.5	プロテインバー

ページ	1商品あたり栄養成分値 商品名	カロリー kcal	たんぱく質 g	脂質 g	炭水化物 g	小分類
—	マースBE-KINDメープルペカンナッツ(1本入り)	228	5.8	**17.5**	13.7	プロテインバー
栄養バランス食品						
—	ソイジョイブルーベリー(1本入り)	134	4.0	**7.4**	15.2	栄養バランス食品
—	ソイジョイサツマイモ(1本入り)	135	4.3	**7.6**	14.6	栄養バランス食品
—	ソイジョイフルーツ&ベイクドチーズ(1本入り)	145	4.7	**8.2**	13.8	栄養バランス食品
—	ソイジョイアーモンド&チョコレート(1本入り)	145	5.0	**9.7**	12.2	栄養バランス食品
—	ソイジョイ抹茶&マカダミア(1本入り)	149	5.3	**10.4**	11.2	栄養バランス食品
—	カロリーメイトバニラ(2本入り)	200	4.1	**11.1**	21.5	栄養バランス食品
—	カロリーメイトフルーツ(2本入り)	200	4.1	**11.1**	21.7	栄養バランス食品
—	カロリーメイトチョコ(2本入り)	200	4.3	**11.2**	20.9	栄養バランス食品
—	カロリーメイトメープル(2本入り)	200	4.0	**11.3**	21.1	栄養バランス食品
—	クリーム玄米ブランブルーベリー(2枚2個入り)	348	10.0	**18.8**	37.4	栄養バランス食品
—	クリーム玄米ブランカカオ(2枚2個入り)	354	10.0	**18.8**	38.8	栄養バランス食品
—	クリーム玄米ブランプラス豆乳&カスタード(2枚2個入り)	348	4.8	**19.0**	43.2	栄養バランス食品
プロテインドリンク						
—	明治 ザバスミルクプロテイン脂肪0プラスSOY ソイラテ風味(200ml)	72	15.0	**0**	3.4	プロテインドリンク
—	明治 ザバスミルクプロテイン脂肪0ヨーグルト風味(430ml)	96	15.0	**0**	10.0	プロテインドリンク
—	明治 ザバスミルクプロテイン脂肪0ヨーグルト風味(430ml)	96	15.0	**0**	10.0	プロテインドリンク
—	明治 ザバスミルクプロテイン脂肪0チョコレート風味(200ml)	107	20.0	**0**	6.9	プロテインドリンク
—	明治 ザバスミルクプロテイン脂肪0ココア味(430ml)	116	15.0	**0**	14.3	プロテインドリンク
—	明治 ザバスミルクプロテイン脂肪0カフェラテ味(430ml)	127	20.0	**0**	12.1	プロテインドリンク
—	明治 ザバスミルクプロテイン脂肪0フルーツミックス風味(430ml)	134	20.0	**0**	15.8	プロテインドリンク
—	明治 ザバスのむヨーグルト甘さひかえめ(200g入り)	140	15.0	**0**	20.2	プロテインドリンク
パウチゼリー						

ページ	1商品あたり栄養成分値 商品名	カロリー kcal	たんぱく質 g	脂質 g	炭水化物 g	小分類
—	サークルミーゼリーブルーベリー&クランベリー(180g入り)	18	0.4	**0**	4.1	パウチゼリー
—	森永inゼリープロテイン(180g入り)	33	5.0	**0**	2.7-5.6	パウチゼリー
—	クラッシュタイプ蒟蒻畑ぶどう味(150g入り)	39	0	**0**	19.5	パウチゼリー
—	クラッシュタイプ蒟蒻畑いちご味(150g入り)	49	0.2	**0**	21.8	パウチゼリー
—	クラッシュタイプ蒟蒻畑りんご味(150g入り)	54	0.2	**0**	22.7	パウチゼリー
—	森永inゼリーマルチビタミン(180g入り)	90	0	**0**	22.5	パウチゼリー
—	森永inゼリーマルチミネラル(180g入り)	90	0	**0**	22.5	パウチゼリー
—	速攻元気ゼリー(180g入り)	100	1.7	**0**	23.5	パウチゼリー
—	1日分のビタミンゼリー(180g入り)	105	0	**0**	26.0	パウチゼリー
—	1日分のビタミンゼリーマスカット味(180g入り)	110	0	**0**	28.0	パウチゼリー
—	森永inゼリーエネルギーブドウ糖(180g入り)	128	0	**0**	31.9	パウチゼリー
—	森永inゼリーエネルギー(180g入り)	180	0	**0**	45.0	パウチゼリー
—	サークルミーゼリーバナナ&アサイー(180g入り)	191	0.2	**0**	47.7	パウチゼリー
—	朝バナナ(180g入り)	194	1.1	**0**	47.5	パウチゼリー
—	サークルミーゼリーマスカット&アーモンドミルク(180g入り)	94	0.4	**0.4**	24.7	パウチゼリー
米菓						
23	品川巻(1袋28g入り)	103	2.9	**0.2**	22.9	米菓
—	ぬれせんべい(1袋4枚入り)	216	2.8	**0.4**	50.8	米菓
—	げんこつ醤油(1袋55g入り)	209	4.0	**0.6**	47.2	米菓
—	えびみりん焼き(1袋6枚入り)	276	1.4	**2.5**	61.9	米菓
—	うす焼きせんべい黒胡椒味(1袋47g入り)	192	3.6	**3.2**	37.5	米菓
—	いかせんべい(1袋52g入り)	210	1.2	**3.4**	43.6	米菓
—	ひとくち胡麻せんべい(1袋66g入り)	271	5.9	**3.9**	53.5	米菓
—	うす焼き煎餅(1袋75g入り)	324	4.7	**6.9**	60.9	米菓
—	海鮮ごのみ(1袋57g入り)	253	1.7	**7.9**	43.9	米菓
—	黒豆もち(1袋5枚入り)	220	4.5	**9.0**	31.5	米菓
—	げんこつ塩(1袋55g入り)	261	3.0	**9.7**	40.6	米菓

ページ	1商品あたり栄養成分値 商品名	カロリー kcal	たんぱく質 g	脂　質 g	炭水化物 g	小分類
ー	天乃屋　もち麦粒ごとおせんべい(9枚入り)	378	5.4	**11.7**	63.0	米菓
ー	揚げ餅醤油(1袋55g入り)	298	2.7	**17.9**	31.7	米菓
ー	揚げ餅塩(1袋55g入り)	313	2.4	**19.8**	31.5	米菓
ー	博多辛子明太子揚げせん(1袋68g入り)	366	3.4	**23.3**	36.1	米菓
ー	サラダピーナッツ(1袋67g入り)	394	3.3	**27.1**	34.4	米菓
ー	ひとくち歌舞伎揚(1袋90g入り)	478	4.2	**27.4**	53.8	米菓
ー	ひねり揚(1袋90g入り)	504	4.0	**32.4**	49.6	米菓

スナック菓子

ページ	商品名	カロリー kcal	たんぱく質 g	脂質 g	炭水化物 g	小分類
ー	枝豆チップス(1袋48g入り)	227	1.9	**8.9**	34.8	スナック菓子
ー	堅揚げポテトスパイシーチリ(1袋50g入り)	244	3.3	**12.5**	30.6	スナック菓子
ー	堅揚げポテトサワークリームオニオン(1袋50g入り)	250	3.9	**13.4**	29.5	スナック菓子
ー	じゃがりこサラダ(1カップ57g入り)	285	4.2	**13.7**	36.1	スナック菓子

焼き菓子

ページ	商品名	カロリー kcal	たんぱく質 g	脂質 g	炭水化物 g	小分類
23	鈴カステラ(1袋102g入り)	366	5.2	**5.6**	74.1	お菓子
ー	カフェ マドレーヌ(1袋1個入り)	127	1.6	**8.6**	10.8	お菓子
ー	カフェ フルーツパウンドケーキ(1袋1個入り)	192	2.5	**8.6**	26.6	お菓子
ー	カフェ フィナンシェ(1個33g入り)	161	2.5	**10.7**	14	お菓子
ー	糖質50%オフのドーナツ(1袋1個入り)	194	4.4	**10.9**	26.5	お菓子
ー	カフェ ベイクドチーズケーキ(1袋2個入り)	238	4.2	**12.4**	27.8	お菓子
ー	カフェ チョコチップクッキー(1枚60g入り)	278	3.4	**12.6**	38.5	お菓子
ー	カフェ アーモンドボール(1袋60g入り)	302	4.3	**14.3**	39.6	お菓子
ー	メープルカステラ(1袋92g入り)	356	4.9	**14.7**	51.7	お菓子
ー	プリッツサラダ(1箱2パック入り)	354	6.6	**15.8**	44.6	お菓子
ー	カフェ ピスタチオクッキー(1袋50g5枚入り)	275	5.0	**16.5**	26.5	お菓子
ー	カフェ シュガーバターの木(1袋3個入り)	279	4.2	**16.8**	27.9	お菓子
ー	カフェ レモンケーキ(1袋4切入り)	354	4.4	**18.0**	44.0	お菓子
ー	プレーンビスケット(1袋150g入り)	673	10.8	**19.3**	115.5	お菓子
ー	カフェ マカダミアクッキー(1袋50g5枚入り)	290	3.5	**20.0**	25.0	お菓子

ページ	1商品あたり栄養成分値 商品名	カロリー kcal	たんぱく質 g	脂　質 g	炭水化物 g	小分類
チョコレート菓子						
ー	チョコあ～んぱん(1袋40g入り)	181	3.5	**8.1**	24.0	お菓子
ー	丸かじり小枝(1本29g入り)	159	2.1	**9.3**	16.7	お菓子
ー	ウエハースチョコ(1袋34g入り)	180	2.6	**10.0**	20.5	お菓子
ー	カフェ ベルギーワッフル(1袋1個入り)	215	3.7	**11.2**	25.1	お菓子
ー	カプリコ(1本34g入り)	189	1.5	**11.4**	20.1	お菓子
ー	キットカットバー(1本38g入り)	207	2.6	**11.5**	23.2	お菓子
ー	スニッカーズピーナッツシングル(1本51g入り)	248	4.4	**12.2**	29.5	お菓子
ー	マカダミアポップジョイ(1袋34g入り)	201	2.3	**13.6**	17.3	お菓子
ー	ガルボチョコポケットパック(1袋42g入り)	237	2.9	**14.4**	23.8	お菓子

〈参考文献〉
- 『「食べる」を増やして、絞る!　最高の除脂肪食』
- 『栄養で筋肉を仕上げる!　無敵の筋トレ食』
  著者:岡田隆(ポプラ社)

- 『最短で効く!遺伝子別ダイエット』
  著者:白澤卓二・DHC(SBクリエイティブ)

デザイン
三橋理恵子(Quomodo DESIGN)
村野千草(Bismuth)

写真
杉山和行(講談社写真映像部)
金栄珠(P.9)(講談社写真映像部)

TaTa

1989年生まれ(34歳)。コンビニオーナー。食事は基本、365日コンビニの廃棄弁当。
@たた/120キロ→57キロに　SNSフォロワー/YouTube20.6万人、TikTok96.7万人、Instagram77.1万人。
25歳：120kgの時、パッとしない自分の人生を変えるためにダイエットを決意！ 流行りの「糖質制限ダイエット」、「16時間断食」など様々なダイエットに挑戦し、36ヵ月でマイナス63kgを達成し、177cm・57kgに(1ヵ月に－1.75kgペース)。少しずつ痩せたので、皮余りもなく見た目は満足な仕上がりに。なのにどうも体がだるい……。様々な勉強をした結果、最終的に到達したのは、3大栄養素P(たんぱく質)、F(脂質)、C(炭水化物)の摂取バランスに着目したPFCバランスダイエット。今では疲れ知らずで、仕事もプライベートも充実中!

筋《きん》トレなし!　自炊《じすい》より断然《だんぜん》痩《や》せる!
神《かみ》やせ 3食《さんしょく》コンビニ 7日《なのか》間《かん》ダイエット

2024年3月19日　第1刷発行

著　者　TaTa《たた》
発行者　清田則子
発行所　株式会社　講談社
〒112-8001　東京都文京区音羽 2-12-21
販売　TEL03-5395-3606
業務　TEL03-5395-3615
編　集　株式会社　講談社エディトリアル
代　表　堺　公江
〒112-0013　東京都文京区音羽 1-17-18　護国寺 SIA ビル 6F
編集部　TEL03-5319-2171
印刷所　半七写真印刷工業株式会社
製本所　株式会社国宝社

KODANSHA

ISBN978-4-06-534198-8